浙 江 省
预防接种示教培训指导手册

主　审　陈直平
主　编　楼晓明　吕华坤
副主编　梁　辉　何寒青　胡　昱

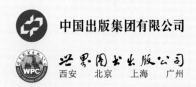

中国出版集团有限公司

世界图书出版公司

西安　北京　上海　广州

图书在版编目（CIP）数据

浙江省预防接种示教培训指导手册 / 楼晓明，吕华坤主编 . —西安：
世界图书出版西安有限公司，2024.1
ISBN 978-7-5232-0980-6

Ⅰ.①浙… Ⅱ.①楼… ②吕… Ⅲ.①预防接种—手册
Ⅳ.① R186-62

中国国家版本馆 CIP 数据核字（2024）第 003270 号

书　　名	**浙江省预防接种示教培训指导手册**	
	ZHEJIANGSHENG YUFANG JIEZHONG SHIJIAO PEIXUN ZHIDAO SHOUCE	
主　　编	楼晓明　　吕华坤	
责任编辑	岳姝婷	
装帧设计	新纪元文化传播	
出版发行	**世界图书出版西安有限公司**	
地　　址	西安市雁塔区曲江新区汇新路 355 号	
邮　　编	710061	
电　　话	029-87214941　　029-87233647（市场营销部）	
	029-87234767（总编室）	
网　　址	http://www.wpcxa.com	
邮　　箱	xast@wpcxa.com	
经　　销	新华书店	
印　　刷	西安雁展印务有限公司	
开　　本	787mm×1092mm　　1/16	
印　　张	10	
字　　数	200 千字	
版次印次	2024 年 1 月第 1 版　2024 年 1 月第 1 次印刷	
国际书号	ISBN 978-7-5232-0980-6	
定　　价	58.00 元	

医学投稿　xastyx@163.com　‖　029-87279745　　029-87285296

☆如有印装错误，请寄回本公司更换☆

编委会

目　录

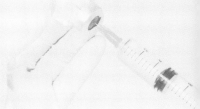

第一章
预防接种法律法规

第一节　预防接种相关法律法规

中华人民共和国成立以来，我国政府高度重视预防接种工作，出台了一系列相关的法律法规，为有效确保规范实施预防接种，保障人民群众特别是儿童身体健康做出了巨大贡献。现将涉及预防接种的法律、行政法规、部门规章、规范性文件阐述如下。

一、相关法律

主要有《中华人民共和国疫苗管理法》《中华人民共和国传染病防治法》《中华人民共和国药品管理法》《中华人民共和国母婴保健法》《中华人民共和国医师法》《中华人民共和国侵权责任法》等。

（1）《中华人民共和国疫苗管理法》：2019 年 6 月 29 日第十三届全国人民代表大会常务委员会第十一次会议通过，2019 年 6 月 29 日国家主席习近平签署第三十号主席令予以公布，自 2019 年 12 月 1 日起施行。

（2）《中华人民共和国传染病防治法》：1989 年 2 月 21 日第七届全国人民代表大会常务委员会第六次会议通过，2004 年 8 月 28 日第十届全国人民代表大会常务委员会第十一次会议第一次修订，2013 年 6 月 29 日第十二届全国人民代表大会常务委员会第三次会议第二次修订。

（3）《中华人民共和国药品管理法》：1984 年 9 月 20 日第六届全国人民代表大会常务委员会第七次会议通过，2001 年 2 月 28 日第九届全国人民代表大会常务委员会第二十次会议第一次修订，2019 年 8 月 26 日第十三届全国人民代表大会常务委员会第十二次会议第二次修订。

（4）《中华人民共和国母婴保健法》：1994 年 10 月 27 日第八届全国人民代表大会常务委员会第十次会议通过，2017 年 11 月 4 日第十二届全国人民代表大会常务委员会第三十次会议通过《中华人民共和国母婴保健法》修改。

（5）《中华人民共和国医师法》：2021 年 8 月 20 日第十三届全国人民代表大会常务委员会第三十次会议通过，自 2022 年 3 月 1 日起施行。《中华人民共和国执业医师法》同时废止。

（6）《中华人民共和国侵权责任法》：2009 年 12 月 26 日第十一届全国人民代表大会常务委员会第十二次会议通过，自 2010 年 7 月 1 日起施行。

二、相关的行政法规

主要有《医疗机构管理条例》《医疗事故处理条例》《突发公共卫生事件应急条例》《护士条例》《乡村医生从业管理条例》《医疗废物管理条例》等，以国务院令颁发。

（1）《医疗机构管理条例》：1994年2月26日国务院令第149号发布，自1994年9月1日起施行；根据2016年2月6日《国务院关于修改部分行政法规的决定》进行第一次修订；2022年3月29日《国务院关于修改和废止部分行政法规的决定》第二次修订，2022年5月1日起施行。

（2）《医疗事故处理条例》：2002年2月20日国务院第55次常务会议通过，自2002年9月1日起施行。

（3）《突发公共卫生事件应急条例》：2003年5月7日国务院第7次常务会议通过，2003年5月9日公布施行；根据2011年1月8日国务院第138次常务会议《国务院关于废止和修改部分行政法规的决定》进行修订。

（4）《护士条例》：2008年1月23日国务院第206次常务会议通过，自2008年5月12日起施行。

（5）《乡村医生从业管理条例》：经2003年7月30日国务院第16次常务会议通过，自2004年1月1日起施行。

（6）《医疗废物管理条例》：2003年6月16日国务院令第380号公布，2011年1月8日国务院令第588号《国务院关于废止和修改部分行政法规的决定》进行修订。

三、相关的部门规章

主要的相关部门规章有《中华人民共和国传染病防治法实施办法》《医疗卫生机构医疗废物管理办法》《关于疾病预防控制体系建设的若干规定》《预防接种异常反应鉴定办法》《消毒管理办法》《医疗机构管理条例实施细则》《护士执业注册管理办法》《医师执业注册管理办法》《中华人民共和国药典（2020年版）》等。

（1）《中华人民共和国传染病防治法实施办法》：1991年12月6日卫生部令第17号发布，自发布之日起施行。

（2）《预防接种工作规范》：2005年9月20日，国卫疾控发〔2005〕373号下发；2016年12月6日，国卫办疾控发〔2016〕51号文下发《预防接种工作规范（2016年版）》。2023年11月30日，国疾控综卫免发〔2023〕17号文下发《预防接种工作规范（2023年版）》。

（3）《疫苗储存和运输管理规范》：2006年3月8日，国卫疾控发〔2006〕104号文下发。2017年12月28日正式印发《疫苗储存和运输管理规范（2017年版）》。

（4）《国家免疫规划疫苗儿童免疫程序及说明（2021年版）》：2021年2月23日，国卫疾控发〔2021〕10号文下发。

（5）《预防接种异常反应鉴定办法》：2008年9月11日卫生部令第60号发布，自2008年12月1日起施行。

（6）《医疗卫生机构医疗废物管理办法》：2003年10月15日卫生部令第36号发布，自10月15日起施行。

（7）《消毒管理办法》：2002 年 3 月 28 日卫生部令第 27 号发布，自 2002 年 7 月 1 日起施行。2016 年 1 月 19 日第一次修订，2017 年 12 月 26 日第二次修订

（8）《医疗机构管理条例实施细则》：1994 年 8 月 29 日卫生部令第 35 号发布，2006 年 11 月 1 日第一次修订，2008 年 6 月 24 日第二次修订，2017 年 2 月 21 日第三次修订。

（9）《护士执业注册管理办法》：2008 年 5 月 6 日卫生部令第 59 号发布，自 2008 年 5 月 12 日起施行。

（10）《医师执业注册管理办法》：已于 2017 年 2 月 3 日经国家卫生计生委委主任会议讨论通过，国家卫生和计划生育委员会令第 13 号公布，自 2017 年 4 月 1 日起施行。

（11）《中华人民共和国药典（2020 年版）》：2020 年 4 月 9 日由第十一届药典委员会执行委员会以视频会议方式审议通过，经国家药品监督管理局会同国家卫生健康委员会批准颁布后，自 2020 年 12 月 30 日起实施。

四、相关的主要文件

（1）《医疗废物分类目录（2021 年版）》：2021 年 11 月 25 日，国卫医函〔2021〕238 号。

（2）《国家突发公共卫生事件相关信息报告管理工作规范（试行）》：2005 年 12 月 27 日，卫办应急发〔2005〕288 号。

（3）《关于实施扩大国家免疫规划的通知》：2008 年 3 月 11 日，卫疾控发〔2008〕16 号。

（4）《关于修改全国疑似预防接种异常反应监测方案部分内容的通知》：2022 年 6 月 10 日，国卫办疾控函〔2022〕208 号。

（5）《关于进一步做好预防接种异常反应处置工作的指导意见》：2014 年 4 月 4 日，国卫疾控发〔2014〕19 号。

（6）《国家卫生计生委办公厅关于规范预防接种工作的通知》：2015 年 4 月 30 日，国卫办疾控发〔2015〕29 号。

（7）《国家卫生计生委办公厅关于加强预防接种工作规范管理的通知》：2016 年 6 月 8 日，国卫办疾控发〔2016〕26 号。

（8）《国家卫生健康委办公厅关于进一步加强非免疫规划疫苗统筹管理的通知》：2019 年 7 月 12 日，国卫办疾控函〔2019〕618 号。

第二节 《中华人民共和国疫苗管理法》简介

一、立法背景

近年来，我国问题疫苗事件时有发生，暴露出主体责任不落实、预防接种不规范、

异常反应补偿纠纷频发、创新动力不足、保障力度不够、监管不到位、监管能力薄弱、违法成本低等一系列突出问题，致使社会公众对疫苗安全产生了担忧。疫苗关系到人民健康和公共卫生安全，需要用法律规范保证疫苗质量和安全。习近平主席和其他领导人高度重视疫苗安全问题，要求用最严谨的标准、最严格的监管、最严厉的处罚、最严肃的问责，完善法律法规和制度规则，加快疫苗监管长效机制和疫苗管理立法。

二、立法目的

（1）把人民的生命安全和身体健康放在首位，坚持疫苗安全，防范疫苗安全风险，坚决守住质量安全底线，保障公众健康，维护公共卫生安全。

（2）贯彻"四个最严"要求，坚持建立严格的法律责任制度，将中央部署的疫苗监管新举措以法律形式进行固化。

（3）将现有分散的法律条款、规范、规程、制度集中上升至法律，发挥制度顶层设计的权威性，形成系统完整、无缝对接和全过程、全链条的监管体系，从法律层面完善疫苗管理的基础性制度建设，为疫苗管理提供全面、系统的法治支撑。

（4）规定各方主体权利、义务与法律责任，为疫苗管理立章建制，为疫苗行业规范有序发展提供法律指南。

三、疫苗管理的目标、定位和原则

（1）疫苗管理的目标：通过加强疫苗管理，保证疫苗质量和供应，规范预防接种，促进疫苗行业发展，保障公众健康，维护公共卫生安全。

（2）疫苗管理的定位：坚持疫苗产品的战略性、公益性定位，明确对疫苗实施特殊管理，疫苗的研制、生产、流通、预防接种等活动，适用疫苗管理法；疫苗管理法没有规定的，适用药品管理法、传染病防治法等法律、行政法规的规定。

（3）疫苗管理法实行最严格制度。坚持安全第一、风险管理、全程管控、科学监管、社会共治的原则。

四、《中华人民共和国疫苗管理法》与免疫规划有关的内容

（一）疫苗流通

（1）国家免疫规划疫苗由国务院卫生健康主管部门同国务院财政部等组织集中招标或者统一谈判，形成并公布中标价格或成交价格，由各省、自治区、直辖市实行统一采购。国家免疫规划疫苗以外的其他免疫规划疫苗、非免疫规划疫苗由各省、自治区、直辖市通过省级公共资源交易平台组织采购。

（2）疾控机构、接种单位、疫苗上市许可持有人、疫苗配送单位应当遵守疫苗储存、运输管理规范，保证疫苗质量。疫苗在储存、运输全过程中应当处于规定的温度环境，并定时监测、记录温度。

（3）疾控机构应当按照规定向接种单位供应疫苗，其他单位和个人不得向接种单位供应疫苗，接种单位也不得接收。

（4）疾控机构、接种单位应当按照规定，建立真实、准确、完整的接收、购进、储存、配送、供应记录，并保存至疫苗有效期满后不少于5年备查。

（5）疾控机构、接种单位接收或购进疫苗时，应当索取相关证明文件。相关记录、文件保存至疫苗有效期满后不少于5年备查。

（6）疾控机构、接种单位应当依法如实记录疫苗流通、预防接种等情况，并按照规定向全国疫苗电子追溯协同平台提供追溯信息。

（二）预防接种

（1）各级卫生行政部门对预防接种规范化管理承担监管责任，保证预防接种服务质量；各级疾控机构对预防接种单位开展技术指导；各类接种单位开展与预防接种相关工作时，无论是免疫规划疫苗还是非免疫规划疫苗，均需要遵循预防接种工作规范的各项技术要求。

（2）国家对儿童实行预防接种证制度，预防接种实行居住地管理。

（3）接种单位需符合规定条件并经卫生健康主管部门指定或者备案。

（4）预防接种应当遵守工作规范、免疫程序、疫苗使用指导原则和接种方案要求。

（5）实施接种疫苗前，医疗卫生人员应当告知受种者或者其监护人所接种疫苗的相关信息，询问受种者的健康状况及是否有接种禁忌等情况，如实记录告知和询问的情况。有接种禁忌不能接种的，医疗卫生人员应当向受种者或者其监护人提出医学建议，并如实记录提出医学建议的情况。

（6）实施接种工作的医疗卫生人员应当经过培训并考核合格，依法履行"三查七对一验证"等义务。

（7）应当按照规定监测、报告、调查、诊断、鉴定和处理预防接种异常反应。

（8）实行疫苗全程电子追溯制度，确保接种信息可追溯、可查询。

（三）异常反应监测和处理

（1）严格执行《全国疑似预防接种异常反应监测方案》，加强预防接种异常反应监测。

（2）因疫苗质量问题给受种者造成损害的，疫苗上市许可持有人应当依法承担赔偿责任；疾控机构、接种单位因违反预防接种工作规范、免疫程序、疫苗使用指导原则、接种方案，给受种者造成损害的，应当依法承担赔偿责任。

（3）国家实行预防接种异常反应补偿制度，统一制定补偿原则、程序，补偿范围实行目录管理，并根据实际情况进行动态调整补偿，使补偿做到及时、便民、合理。

（4）疫苗责任强制保险制度。疫苗上市许可持有人应当按照规定投保疫苗责任强制保险。因疫苗质量问题给受种者造成损害的，保险公司在承保的责任限额内予以赔付。

（5）鼓励通过商业保险等多种形式对预防接种异常反应受种者予以补偿。

（四）法律责任

疾控机构、接种单位违反疫苗储存运输管理规范，未按照规定采购、供应、接收疫苗，未遵守预防接种工作规范、免疫程序、疫苗使用指导原则、接种方案，擅自进行群体性预防接种，未按照规定提供追溯信息，接收或者购进疫苗时未按照规定索取并保存相关证明文件、温度监测记录，未按照规定建立并保存疫苗接收、购进、储存、配送、供应、接种、处置记录，未按照规定告知、询问受种者或者其监护人有关情况，未按照规定报告疑似预防接种异常反应、疫苗安全事件，以及违规收取费用的，将根据情节轻重，对接种单位和相关责任人给予责令改正、警告、停职、撤职、开除、赔偿、罚款、吊销执业证书或资格证书、行政拘留、治安管理，甚至终身禁业等处罚。

第三节 相关法律法规在预防接种工作中的应用

接种门诊在预防接种实施、疾病监测与处置、疫苗和冷链管理、疑似预防接种异常反应（AEFI）监测和处置、免疫监测及其他业务工作中需遵守的主要法律法规文件见表 1.1。

表 1.1 常用法律法规文件在预防接种门诊工作中的应用

工作内容	依据的主要法律法规文件
疫苗和冷链管理	《中华人民共和国疫苗管理法》 《疫苗储存和运输管理规范》（2017 年版） 《预防接种工作规范》（2016 年版）
预防接种服务	《中华人民共和国疫苗管理法》 《预防接种工作规范（2023 年版）》
AEFI 监测与处理	《中华人民共和国疫苗管理法》 《全国疑似预防接种异常反应监测方案》 《预防接种异常反应鉴定办法》
接种率监测	《预防接种工作规范》（2016 年版）
疫苗针对传染病监测与控制	《中华人民共和国传染病防治法》（2013 年版） 《中华人民共和国传染病防治法实施办法》 《突发公共卫生事件应急条例》（2011 年版） 《预防接种工作规范》（2016 年版） 《麻疹疫情调查与处置技术指南》 《狂犬病暴露预防处置工作规范（2023 年版）》 《狂犬病预防控制技术指南（2016 版）》 《全国急性弛缓性麻痹（AFP）病例检测方案（2006 版）》

第二章
预防接种单位的基本设置和管理要求

第一节　预防接种单位的基本设置和管理要求

一、接种单位的定义

接种单位是指从事预防接种工作的医疗机构。接种单位应具备以下条件：取得医疗机构执业许可证，具有经过县级人民政府疾控主管部门和卫生健康主管部门组织的预防接种专业培训并考核合格的医生、护士或乡村医生，具有符合《疫苗储存和运输管理规范》的冷藏设施、设备及相应的冷藏保管制度。接种单位提供免疫规划疫苗和（或）非免疫规划疫苗接种服务。

二、接种单位的指定与备案

1.接种单位的指定

县级以上地方人民政府疾控主管部门会同卫生健康主管部门根据人口密度、服务半径、地理条件及卫生资源配置等情况，指定符合条件的医疗机构承担免疫规划疫苗接种工作，并明确其责任区域和预防接种服务内容。原则上每个乡镇（街道）至少应具有1个承担免疫规划疫苗接种工作的接种单位。

2.接种单位的备案

（1）承担非免疫规划疫苗接种工作的医疗机构要符合接种单位应具备的条件，并应当报颁发其医疗机构执业许可证的卫生健康主管部门备案，具体备案机制由各省疾控主管部门会同卫生健康主管部门规定。

（2）医疗机构提供非免疫规划疫苗接种服务，应遵守预防接种工作规范、非免疫规划疫苗使用指导原则和接种方案，并接受疾控机构的技术指导。

（3）提供助产服务、外伤后破伤风预防处置的医疗机构，均应具备接种单位相关条件。

（4）每个县（区）至少应具有1个提供狂犬病疫苗接种服务的接种单位。

三、接种单位的工作内容

（1）收集适龄儿童和其他受种者信息，并在免疫规划信息系统中登记注册，建立预防接种档案，办理预防接种证。

（2）制定并上报免疫规划疫苗的使用计划和非免疫规划疫苗的采购计划，负责疫苗接收和使用管理。

（3）提供预防接种服务，记录和保存接种信息。

（4）对疫苗出入库和接种数据进行录入、上传，维护和使用免疫规划信息系统。

（5）报告国家免疫规划疫苗接种率和非免疫规划疫苗的接种情况。

（6）报告疑似预防接种异常反应病例，做好应急处置，协助开展疑似预防接种异常反应的调查和处理等工作。

（7）协助托育机构、幼儿园和学校做好儿童入托、入学预防接种证的查验工作。

（8）开展疫苗冷链设备的使用管理和温度监测工作。

（9）开展预防接种知识宣传教育和公众沟通工作，组织接种工作人员培训。

（10）收集、汇总、报告预防接种有关的基础资料。

四、服务半径和服务周期

（1）城市地区的接种单位服务半径原则上不超过 5 千米，按周（每周 ≥ 3 天）提供预防接种服务。

（2）农村地区的接种单位服务半径原则上不超过 10 千米，按周（每周 ≥ 3 天）或按月（每月 ≥ 2 次，每次 ≥ 3 天）提供预防接种服务。根据接种量按天（每周 ≥ 3 天）、按周（每周 1~2 天）或按月开展预防接种服务。

五、人员要求

接种单位应配备专职的免疫规划管理人员，全面负责日常各项管理和协调组织工作。接种单位工作人员应相对固定。

1. 人员数量

接种单位设有健康询问、登记、知情告知、接种、留观、疑似异常反应处置、疫苗管理与冷链监测等工作岗位。接种时，原则上应保证有 1 名健康询问 / 登记 / 知情告知人员、1 名接种人员、1 名留观 / 疑似预防接种异常反应处置人员。

2. 人员资质

接种单位从事受种者健康状况询问与接种禁忌核查、知情告知、疫苗接种操作、疑似预防接种异常反应病例救治等工作的技术人员，应为经专业培训并考核合格的医生、护士或乡村医生。接种单位的疫苗出入库管理、冷链温度监测和信息登记工作，可由非医疗卫生专业资格人员承担。具备条件的乡镇卫生院或社区卫生服务中心，至少应有 1 名公共卫生医师从事预防接种相关服务工作。

3. 人员培训

预防接种相关人员均须经过预防接种专业培训，每年至少 1 次。从事新生儿乙肝疫苗及卡介苗、狂犬病疫苗、破伤风疫苗等疫苗接种的人员，须接受相关专业培训。

预防接种相关人员，须接受过敏性休克等严重疑似预防接种异常反应病例救治的专业培训。

六、房屋设置

应避免与普通门诊、发热门诊、肠道门诊、注射室、病房、放射科、感染科、化验室等存在潜在感染和损害风险的科室共处同一楼层或共用出入口及通道。有条件的医疗机构应在独立区域建设接种单位。以儿童预防接种为主的接种单位，应与儿童保健科（室）等在空间上相比邻，服务上相衔接，以推进儿童健康全过程管理和服务。负责预防接种的社区卫生服务站／村卫生室应具有独立的疫苗接种区域，与患者诊治区域分开。

接种单位功能应齐全，需设置以下功能区：候诊区、健康询问区／登记区／知情告知区、接种区、留观区、疑似预防接种异常反应处置区、冷链区等。各功能区应有明显的标识和分界。卡介苗接种台／室应单设。

接种单位布局应合理，各功能区域面积设置合理，能满足实际需要；按照候诊、健康询问、登记、知情告知、接种、留观的先后顺序合理布局，人员入口与出口尽可能分开，以实现业务流程单向流动，避免受种者交叉往返。

七、设备、药品和器械配备

1. 冷链设备

接种单位应具有符合疫苗储存运输要求的冷链设备。应配置数量充足、储存容积合适的专用冷库、医用冰箱等冷链设备，冷链设备须正常运行，疫苗存储温度自动监测且数据实时上传，冷链设备信息及时更新。每个接种台配备小型台式医用冰箱。

2. 信息化设备

接种单位应具有满足免疫规划信息系统运行和信息化管理需要的设备，如计算机、身份识别设备、扫码设备、打印机等。此外，还应具有保证数据传输的网络环境。

可实现疫苗扫码出入库、受种者信息扫码登记、扫码接种和预防接种证信息打印等功能，能够通过计算机录入、上报预防接种档案相关信息；可实现接种单位和人员基本信息、冷链设备、冷链温度监测、疫苗出入库、疫苗追溯及疑似预防接种异常反应监测报告等信息化管理功能。

3. 其他设备和器械

（1）接种单位应配备能满足日常工作需要的登记台、接种台、凳椅等。

（2）健康询问区应配备体检器材，包括体温表、听诊器、压舌板、血压计等。

（3）接种区应配备消毒用品，包括 75% 乙醇、镊子、棉球杯、无菌干棉球或棉签、治疗盘等。

（4）接种区应配备接种安全器材，包括注射器毁型装置或锐器盒、医疗废物桶等。

（5）接种单位应配备常用急救药械，包括1∶1000肾上腺素、0.9%生理盐水、抗过敏药、输液器、止血带及吸氧等急救设备。

八、场所公示

（1）接种单位要有醒目的标识，各功能区、接种台要有明显标识。

（2）在预防接种场所的显著位置公示相关资料，包括接种单位及人员资质，预防接种工作流程，免疫规划疫苗品种、预防疾病种类、免疫程序、接种方法等，非免疫规划疫苗还应公示疫苗上市许可持有人、价格、预防接种服务价格等。此外，还需公示预防接种服务时间、咨询电话和监督电话。

（3）公示内容不得涉及商品宣传和商业推广行为。

第二节 预防接种门诊的"5S"现场管理

预防接种涉及千家万户，关系公众健康。为切实加强免疫规划质量管理，落实标准化、规范化、精细化管理，保障预防接种服务质量和服务安全，在预防接种门诊引入"5S"现场管理方法，进一步改善服务环境，优化服务流程，提高服务效率，提升专业人员行为规范和专业素养，为公众提供更安全、规范、优质的预防接种服务。

一、"5S"现场管理的概念

"5S"是指整理（seiri）、整顿（seiton）、清扫（seiso）、清洁（seiketsu）、素养（shitsuke）五个项目，围绕人员、物资、方法等开展"整理、整顿、清扫、清洁、素养"五个阶段的现场管理（表2.1）。

二、"5S"现场管理的工作步骤

1. 整理（seiri）

（1）工作内容：在预防接种门诊相关工作场所开展全面检查，包括预检登记区、候种区、接种区、留观宣教区、儿童娱乐区、哺乳区、应急处置区、冷链区、办公区等，设定"必需"和"非必需"物品标准，将工作场所的物品明确、严格区分为必需品和非必需品，留下必需品，处理掉非必需品。每日自检，养成今日事今日做的习惯。

（2）工作要求：充分利用空间，确保现场没有与工作场所无关的物品。

2. 整顿（seiton）

（1）工作内容：将整理后留下的必需品进行分类，落实物品"定点、定量、定容"，即确定物品放置的地点、数量，并贴上标签，使用后及时归位和补充，不用则及时清理。合理划分各功能区域，且标识清楚易识别。上墙公示材料内容完整规范，及时更新。

预检窗口、接种操作、急救处置等台面物品合理分类、定点摆放、标识清楚、数量品种齐全；疫苗冷链室、资料室等场所物品品种和数量较多，应配有物品索引图，辅以颜色识别或物资管理软件。电脑中文件分条块、类别、年份建立文件夹，命名应易懂、易识别。接种门诊可结合宣传需要，在醒目位置增设人性化温馨提示、引导标识等。

（2）工作要求：场所整洁美观，分区合理易识别，物品易识、易取。

3. 清扫（seiso）

（1）工作内容：开展各类工作场所和物品的清扫，保持整洁、规范。首先应建立清扫的基准和规范，明确清扫需达到的效果。建立实施区域责任制，清扫要覆盖到地面、门窗、台面、设备等，重点持续性工作也可纳入清扫范围，及时处理清扫中发现的污渍、破损、不规范等问题。最终清扫要制度化、周期化，明确各类场所和物品的清扫频次。

（2）工作要求：分工负责、落实到人，场所、设备洁净且无损坏。

4. 清洁（seiketsu）

（1）工作内容：在彻底落实整理、整顿、清扫后，通过建章立制确保以上的"3S"有效落实。开展门诊人员预检、登记、接种、留观、疫苗和冷链管理、疑似预防接种异常反应处置等岗位职责描述，明确工作内容，建立 A–B 岗工作制度，制作工作牌、公示牌、工作制度等，张贴上墙公示或提醒，促进工作效能提升。重点梳理和优化工作流程，促使日常工作规范化、精细化、有序化。建立督导、考评及奖惩措施，保障各项措施强化执行。

（2）工作要求：岗位职责明确、衔接通畅；工作流程规范可行，持续更新；考评措施执行有力。

5. 素养（shitsuke）

（1）工作内容：在日常工作中持续推进"整理、整顿、清扫、清洁"活动，定期组织开展业务培训、技能比武、学习交流等活动以提升医务人员的个人业务素养，增强核心竞争力，促进接种门诊"5S"管理从"形式化"向"习惯化""流程化""标准化"转变，形成"以身作则""团队合作""持之以恒"的门诊管理综合素养。

（2）工作要求：营造主体氛围，发挥团队精神，长期坚持。

表 2.1 "5S"现场管理要点总结

"5S"项目	活动对象	目的	推行口诀
整理	空间	提高效率	要与不要，一留一弃
整顿	时间	消除"寻找"	科学布局，取用快捷
清扫	脏污	提升品质	保持整洁，美化环境
清洁	异常	创造明朗现场	形成制度，贯彻到底
素养	人品	贯彻规章制度	遵守标准，养成习惯

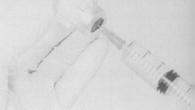

第三章
疫苗免疫程序与接种原则

一、免疫规划疫苗儿童免疫程序表（表3.1）

表3.1 浙江省免疫规划疫苗免疫程序表

可预防疾病	疫苗种类 名称	缩写	出生时	1月龄	2月龄	3月龄	4月龄	5月龄	6月龄	8月龄	9月龄	18月龄	2岁	3岁	4岁	5岁	6岁	初三
乙型病毒性肝炎	乙肝疫苗	HepB	1	2					3									
结核病*	卡介苗	BCG	1															
脊髓灰质炎	脊灰灭活疫苗	IPV			1	2	3								4			
百日咳、白喉、破伤风	百白破疫苗	DTaP				1	2	3				4						
百日咳、白喉、破伤风	白破疫苗	DT															5	
麻疹、风疹、流行性腮腺炎	麻腮风疫苗	MMR								1		2						
麻疹、风疹、流行性腮腺炎	含麻疹成分疫苗	MMR等																3
流行性乙型脑炎	乙脑减毒活疫苗	JE-L								1			2					
流行性脑脊髓膜炎	A群流脑多糖疫苗	MPSV-A							1		2							
流行性脑脊髓膜炎	A群C群流脑多糖疫苗	MPSV-AC												3			4	
甲型病毒性肝炎	甲肝灭活疫苗	HepA-I										1	2					

*：主要指结核性脑膜炎、粟粒性肺结核等

二、疫苗一般接种原则

起始免疫年（月）龄，指接种该疫苗首剂次的最小年（月）龄，不得提前。免疫规划疫苗按照浙江省免疫规划疫苗免疫程序表执行；群体性接种和应急接种按照其相应的接种方案执行；非免疫规划疫苗按照浙江省疫苗接种方案或国家非免疫规划疫苗使用指导原则及疫苗说明书执行。紧急使用或附条件上市疫苗使用按照国家和浙江省有关规定执行。浙江省疫苗接种方案中规定的年（月）龄范围，均指起始年（月）龄第 1 天至结束年（月）龄最后 1 天。

儿童年（月）龄达到相应疫苗的接种起始年（月）龄时，应尽早接种，在《国家免疫规划疫苗儿童免疫程序及说明（2021 年版）》推荐的年（月）龄之前完成国家免疫规划疫苗相应剂次的接种。

三、国家免疫规划疫苗补种通用原则

未按照推荐年（月）龄完成国家免疫规划规定剂次接种且＜ 18 周岁的人群，应尽早进行补种。

对未曾接种某种免疫规划疫苗的儿童，根据当时的年（月）龄，按照该疫苗的适用年龄范围和免疫程序，以及浙江省疫苗接种方案中对该种疫苗的具体补种原则规定的疫苗种类、接种间隔和剂次进行补种。未完成疫苗规定剂次的儿童，只需补种未完成的剂次，无需重新开始全程接种。优先保证国家免疫规划疫苗的全程接种。

原则上建议使用同一疫苗上市许可持有人、同品种、同规格的疫苗完成全程接种。如遇无法使用同一疫苗上市许可持有人生产的疫苗完成全程接种的情况时，可使用不同疫苗上市许可持有人生产的同种疫苗完成后续接种（含补种）。疫苗说明书中有特别说明的情况除外。

四、国家免疫规划疫苗同时接种原则

不同疫苗同时接种：疫苗均可按照《国家免疫规划疫苗儿童免疫程序及说明（2021 年版）》和《非免疫规划疫苗使用指导原则（2020 年版）》同时接种，非免疫规划疫苗说明书中有特别说明的情况除外。同时接种两种及以上注射类疫苗应选择不同部位接种，严禁将两种或多种疫苗混合吸入同一支注射器内接种，疫苗说明书有特别说明的除外。

不同疫苗接种间隔：两种及以上的注射类减毒活疫苗，如果未同时接种，应间隔≥ 28 天进行接种。灭活疫苗和口服类减毒活疫苗，如与其他种类疫苗（包括减毒和灭活疫苗）未同时接种，原则上不限制接种间隔，疫苗说明书有特别说明的除外。

五、接种方案

（一）乙型肝炎疫苗

1. 疫苗种类

①重组乙型肝炎疫苗（HepB）（酵母）；②重组乙型肝炎疫苗（HepB）（CHO）。

2. 免疫规划程序

共接种 3 剂次，其中第 1 剂次在新生儿出生后 24 小时内接种，第 2 剂次在 1 月龄时接种，第 3 剂次在 6 月龄时接种，均为肌内注射。重组 HepB（酵母）的接种剂量为 0.5 mL [乙肝病毒表面抗原（HBsAg）10 μg]，无论产妇的 HBsAg 是阳性或阴性，新生儿均接种 10 μg 的 HepB。重组 HepB（CHO）的接种剂量为 0.5 mL（HBsAg 10 μg）或 1.0 mL（HBsAg 20 μg），HBsAg 阴性产妇分娩的新生儿接种 10 μg 的 HepB，HBsAg 阳性产妇分娩的新生儿接种 20 μg 的 HepB，20 μg 重组 HepB（CHO）为非免疫规划疫苗，按非免疫规划疫苗规定执行。

3. 其他事项

（1）在医院分娩的新生儿由接生的医院接种第 1 剂 HepB，由辖区接种单位完成后续剂次接种；未在医院分娩的新生儿由辖区接种单位全程接种 HepB。

（2）HBsAg 阳性产妇分娩的新生儿，可按医嘱肌内注射 100 国际单位乙肝免疫球蛋白（HBIG），同时在不同（肢体）部位接种第 1 剂 HepB。HepB、HBIG 和卡介苗（BCG）可在不同部位同时接种。

（3）HBsAg 阳性或不详的产妇分娩的新生儿，建议在出生后 12 小时内尽早接种第 1 剂 HepB。HBsAg 阳性或不详的产妇分娩的新生儿体重 < 2000 g 时，也应在出生后尽早接种第 1 剂 HepB，并在婴儿满 1 月龄、2 月龄、7 月龄时按程序再完成 3 剂次 HepB 接种。

（4）危重症新生儿，如极低出生体重儿（出生体重 < 1500 g 者）或有严重出生缺陷、重度窒息、呼吸窘迫综合征等的新生儿，应在生命体征平稳后尽早接种第 1 剂 HepB。

（5）母亲为 HBsAg 阳性的儿童接种最后 1 剂 HepB 1~2 个月后，应进行 HBsAg 和乙肝病毒表面抗体（抗-HBs）检测，若发现 HBsAg 阴性、抗-HBs 阴性或 < 10 mIU/mL，可再按程序免费接种 3 剂次 HepB。

4. 补种原则

出生 24 小时内未及时接种者，应尽早接种；对于未完成全程免疫程序者需尽早补齐未接种剂次；第 2 剂与第 1 剂间隔应 ≥ 28 天，第 3 剂与第 2 剂间隔应 ≥ 60 天，第 3 剂与第 1 剂间隔应 ≥ 4 个月。

5. 替代原则

HBsAg 阳性产妇分娩的新生儿，可选择适于乙型肝炎病毒（HBV）母婴阻断的疫苗品种替代免疫规划疫苗。

6. 非免疫规划疫苗

（1）重组 HepB（汉逊酵母）：接种对象为 HBV 易感者，尤其是下列人员。新生儿，特别是其母亲为 HBsAg、乙型肝炎 e 抗原（HBeAg）阳性者；从事医疗工作的医护人员及接触血液的实验室人员。不论儿童、成人均可接种 10 μg HepB（汉逊酵母），接种剂量为 0.5 mL；≥ 16 岁人群亦可接种 20 μg HepB（汉逊酵母），接种剂量为 0.5 mL。接种 3 剂次，0、1、6 个月各 1 剂次，肌内注射。

（2）重组 HepB（酿酒酵母）：接种对象为乙型肝炎病毒易感者，尤其是下列人员。新生儿，特别是母亲为 HBsAg、HBeAg 阳性者；从事医疗工作的医护人员及接触血液的实验室人员。< 16 岁人群接种 10 μg HepB（酿酒酵母），接种剂量为 0.5 mL；≥ 16 岁人群接种 20 μg HepB（酿酒酵母），接种剂量为 1.0 mL。接种 3 剂次，0、1、6 个月各 1 剂次，肌内注射。有其他接种程序的，以疫苗说明书为准。此外，60 μg HepB（酿酒酵母）适用于对乙型肝炎疫苗常规免疫无应答且 ≥ 16 岁的 HBV 易感者，接种 1 剂次，接种剂量为 1.0 mL，肌内注射。接种 1 剂后，经采血确认其抗体水平仍未达到阳转者可考虑接种第 2 剂，两剂间隔至少 4 周以上。

（3）重组 HepB（CHO）：20 μg 重组 HepB（CHO）适用于 HBV 易感者，尤其是新生儿，特别是母为 HBsAg、HBeAg 阳性者；从事医疗工作的医护人员及接触血液的实验室人员。接种 3 剂次，0、1、6 个月各 1 剂次，接种剂量为 1.0 mL，肌内注射。

（二）卡介苗

1. 疫苗种类

皮内注射冻干卡介苗（BCG）。

2. 免疫规划程序

出生 24 小时内接种。接种剂量为 0.1 mL，皮内注射。

3. 其他事项

（1）严禁皮下或肌内注射。

（2）早产儿胎龄 > 31 周且医学评估稳定后，可以接种 BCG。胎龄 ≤ 31 周的早产儿，医学评估稳定后可在出院前接种。

（3）与免疫球蛋白接种间隔不做特别限制。

4. 补种原则

未接种 BCG 的 < 3 月龄的儿童可直接补种。3 月龄至 3 周岁的儿童对结核菌素纯蛋白衍生物（TB-PPD）或卡介菌纯蛋白衍生物（BCG-PPD）试验阴性者，应予补种。≥ 4 周岁儿童不予补种。已接种 BCG 的儿童，即使卡痕未形成也不再补种。

（三）脊髓灰质炎疫苗

1. 疫苗种类

脊髓灰质炎灭活疫苗（IPV）、吸附无细胞百白破灭活脊髓灰质炎和 b 型流感嗜血杆菌（结合）联合疫苗（DTaP-IPV/Hib）。

2. 免疫规划程序

共接种 4 剂次，2、3、4、18 月龄分别接种 1 剂次 IPV。IPV 接种剂量为 0.5 mL，肌内注射。

3. 其他事项

如果儿童已按疫苗说明书接种过含 IPV 成分的疫苗，可视为完成相应剂次的脊髓灰质炎疫苗接种。

4. 补种原则

< 18 月龄的儿童未达到 3 剂（含补充免疫等），应补种完成 3 剂；≥ 18 月龄的儿童未达到 4 剂（含补充免疫等），应补种完成 4 剂。两剂次间隔 ≥ 28 天。对于补种后满 4 剂次脊髓灰质炎疫苗接种的儿童，可视为完成脊髓灰质炎疫苗全程免疫。

5. 替代原则

DTaP-IPV/Hib：适用于 2 月龄及以上的婴幼儿，分别在 2、3、4 月龄，或 3、4、5 月龄进行 3 剂次基础免疫；在 18 月龄进行 1 剂次加强免疫。接种剂量为 0.5 mL，肌内注射。

（四）含百白破成分的疫苗

1. 疫苗种类

吸附无细胞百白破联合疫苗（DTaP）、儿童型吸附白喉破伤风联合疫苗（DT）、吸附无细胞百白破 b 型流感嗜血杆菌联合疫苗（DTaP-Hib）、吸附无细胞百白破灭活脊髓灰质炎和 b 型流感嗜血杆菌（结合）联合疫苗（DTaP-IPV/Hib）。

2. 免疫规划程序

共接种 5 剂次，分别于 3、4、5、18 月龄各接种 1 剂次 DTaP，6 周岁接种 1 剂 DT。接种剂量为 0.5 mL，肌内注射。

3. 其他事项

（1）如儿童已按疫苗说明书接种含百白破疫苗成分的其他联合疫苗，可视为完成相应剂次的 DTaP 接种。

（2）根据接种时的年龄选择疫苗种类，3 月龄至 5 周岁使用 DTaP，6~11 周岁使用儿童型 DT。

4. 补种原则

（1）3月龄至5周岁未完成DTaP规定剂次的儿童，需补种未完成的剂次，前3剂每剂间隔 ≥ 28天，第4剂与第3剂间隔 ≥ 6个月。

（2）≥6周岁的儿童补种参考以下原则：①接种DTaP和DT累计 < 3剂的，用DT补齐3剂，第2剂与第1剂间隔1~2个月，第3剂与第2剂间隔6~12个月。②DTaP和DT累计 ≥ 3剂的，若已接种至少1剂DT，则无需补种；若仅接种了3剂DTaP，则接种1剂DT，DT与第3剂DTaP间隔 ≥ 6个月；若接种了4剂DTaP，但满7周岁时未接种DT，则补种1剂DT，DT与第4剂DTaP间隔 ≥ 12个月。

5. 替代原则

（1）DTaP-Hib：可替代DTaP，分别在3、4、5月龄和18~24月龄各接种1剂次。接种剂量为1.0 mL，肌内注射。

（2）DTaP-IPV/Hib：见脊髓灰质炎疫苗。

（五）含麻疹、风疹、腮腺炎成分的疫苗

1. 疫苗种类

麻疹腮腺炎风疹联合减毒活疫苗（MMR）、麻疹腮腺炎联合减毒活疫苗（MM）、腮腺炎减毒活疫苗（M）。

2. 免疫规划程序

儿童接种MMR 2剂次，第1剂次应在8月龄完成接种，第2剂次应在满18月龄后及时接种。初三加强免疫接种含麻疹成分疫苗1剂次。接种剂量为0.5 mL，皮下注射。

3. 其他事项

（1）如需接种包括MMR在内的多种疫苗，但无法同时完成接种时，应优先接种MMR。

（2）注射免疫球蛋白者应间隔 ≥ 3个月再接种MMR，接种MMR后2周内避免使用免疫球蛋白。

（3）当针对麻疹疫情开展应急接种时，可根据疫情流行病学特征考虑对疫情波及范围内的6~7月龄儿童接种1剂含麻疹成分疫苗，但不计入常规免疫剂次。

4. 补种原则

（1）2007年之后出生的未完成2剂含麻疹成分疫苗、1剂含风疹成分疫苗和1剂含腮腺炎成分疫苗的儿童，使用MMR补齐。

（2）2007年之前出生的 < 18周岁人群，如未完成2剂含麻疹成分的疫苗接种，使用MMR补齐。

（3）如果需补种两剂MMR，接种间隔应 ≥ 28天。

（4）非免疫规划用MMR、MM、M：供非免疫规划对象使用，接种程序以疫苗说明书为准。

（六）乙型脑炎疫苗

1. 疫苗种类

乙型脑炎减毒活疫苗（JE-L）、乙型脑炎灭活疫苗（JE-I）。

2. 免疫规划程序

JE-L 需接种 2 剂次，基础免疫为 8 月龄，2 周岁时加强 1 剂次。接种剂量为 0.5 mL，皮下注射。

3. 其他事项

（1）如有青海、新疆和西藏地区无乙型脑炎疫苗免疫史的居民迁居浙江省时，建议接种 1 剂 JE-L。

（2）注射免疫球蛋白者应间隔 ≥ 3 个月再接种 JE-L。

4. 补种原则

在乙型脑炎疫苗纳入免疫规划后出生且未接种乙型脑炎疫苗的适龄儿童，如果使用 JE-L 进行补种，应补齐 2 剂，接种间隔 ≥ 12 个月。

5. 替代原则

（1）JE-I 可用于 8 月龄至 10 周岁的儿童，基础免疫注射 2 剂次，首剂次接种后间隔 7~10 天注射第 2 剂次。加强免疫 2 剂次：2 周岁和 6 周岁各 1 剂次，第 2 剂次和第 3 剂次接种间隔为 1~12 个月，第 3 剂与第 4 剂次接种间隔 ≥ 3 年。接种剂量为 0.5 mL，肌内注射。

（2）对无条件完成全程接种 JE-I 的儿童，建议参照以下程序：①对于只接种 1 剂 JE-I 的，至少间隔 1 个月后，接种 2 剂 JE-L（2 剂间隔至少 1 年）；②对于接种过 2 剂 JE-I 的，2 周岁接种 1 剂 JE-L（与上剂次 JE-I 间隔至少 1 年）；③对于接种过 3 剂 JE-I 的，6 周岁接种 1 剂 JE-L（与上剂次 JE-I 间隔至少 1 年）。

6. 非免疫规划疫苗

JE-I 可用于由非疫区进入疫区的儿童和成人，基础免疫应注射 2 剂次，初次免疫后第 7 天注射第 2 剂次，基础免疫后 1 个月至 1 年内加强免疫 1 次。可根据当地流行情况在基础免疫后的 3~4 年再加强 1 次。注射免疫球蛋白者应间隔 ≥ 1 个月再接种 JE-I。

（七）含流脑成分的疫苗

1. 疫苗种类

A 群脑膜炎球菌多糖疫苗（MPSV-A）、A 群 C 群脑膜炎球菌多糖疫苗（MPSV-AC）、ACYW135 群脑膜炎球菌多糖疫苗（MPSV-ACYW135）、AC 群脑膜炎球菌多糖结合疫苗（MPCV-AC）、ACYW135 群脑膜炎球菌多糖结合疫苗（MPCV-ACYW135）。

2. 免疫规划程序

（1）MPSV-A 接种 2 剂次，分别于 6 月龄和 9 月龄各接种 1 剂次。MPSV-A 两剂次间隔 ≥ 3 个月。接种剂量为 0.5 mL，皮下注射。

（2）MPSV-AC 接种 2 剂次，分别于 3 周岁和 6 周岁各接种 1 剂次。MPSV-AC 两剂次间隔 ≥ 3 年，3 年内避免重复接种。接种剂量为 0.5 mL，皮下注射。

（3）MPSV-AC 第 1 剂次与 MPSV-A 第 2 剂次，间隔 ≥ 12 个月。

3. 补种原则

（1）< 24 月龄的儿童补齐 MPSV-A 剂次。

（2）≥ 24 月龄的儿童不再补种或接种 MPSV-A，但仍需完成两剂次 MPSV-AC，其中如未接种过 MPSV-A，可在 3 周岁前尽早接种 MPSV-AC；如已接种过 1 剂次 MPSV-A，间隔 ≥ 3 个月尽早接种 MPSV-AC。

（3）补种剂次间隔参照本疫苗其他事项要求执行。

4. 替代原则

（1）MPCV-AC：可替代 MPSV-A，6 月龄开始接种 2 剂次，或 3 月龄开始接种 3 剂次（见疫苗说明书），接种剂量为 0.5 mL，肌内注射。可替代 MPSV-AC，按疫苗说明书执行。

（2）MPSV-ACYW135：可替代 MPSV-AC，≥ 2 周岁儿童及成人的高危人群使用，初次免疫 2~3 年后可再次接种。接种剂量为 0.5 mL，皮下注射。

（3）MPCV-ACYW135：可替代 MPSV-A，接种程序按疫苗说明书执行，接种剂量为 0.5 mL，肌内注射。可替代 MPSV-AC，按疫苗说明书执行。

（八）甲型肝炎疫苗

1. 疫苗种类

甲型肝炎灭活疫苗（HepA-I）。

2. 免疫规划程序

HepA-I：共接种 2 剂次，分别在 18 月龄和 24 月龄各接种 1 剂次。接种剂量为 0.5 mL，肌内注射。

3. 补种原则

未接种甲型肝炎疫苗的适龄儿童，使用 HepA-I 进行补种，应补齐 2 剂 HepA-I，接种间隔 ≥ 6 个月。

4. 非免疫规划疫苗

HepA-I：成人型 HepA-I 的接种对象为 ≥ 18 周岁的人群，接种 2 剂次，间隔 ≥ 6 个月，接种剂量为 1.0 mL，肌内注射。注射免疫球蛋白者应间隔 ≥ 1 个月再接种 HepA-I。

（九）Hib 疫苗

1. 疫苗种类

b 型流感嗜血杆菌结合疫苗（Hib 疫苗）、无细胞百白破 b 型流感嗜血杆菌联合疫苗（DTaP-Hib）、吸附无细胞百白破灭活脊髓灰质炎和 b 型流感嗜血杆菌（结合）联合疫苗（DTaP-IPV/Hib）。

2. 接种程序

不同疫苗上市许可持有人、不同规格含 Hib 成分的疫苗，适用的年龄范围、接种程序不同，应按照疫苗说明书要求接种。

（十）水痘疫苗

1. 疫苗种类

水痘减毒活疫苗（VarV）。

2. 接种程序

（1）需接种 2 剂次。

（2）12 月龄至 12 周岁儿童：在 12~18 月龄可接种第 1 剂次，建议满 15 月龄时接种。第 2 剂次在满 3 周岁时接种，在 4 周岁前完成。18 月龄以上未接种过水痘疫苗的儿童，应尽早接种第 1 剂次水痘疫苗，并在满 3 周岁后接种第 2 剂次（与前 1 剂次间隔 ≥ 3 个月）；已经接种过 1 剂次的 4~12 岁儿童，应尽早接种第 2 剂，与前 1 剂间隔 ≥ 3 个月。

（3）13 周岁及以上人群：建议第 2 剂次与第 1 剂次间隔在 8 周以上（最短间隔 ≥ 4 周）。接种剂量为 0.5 mL，皮下注射。

（十一）戊型肝炎疫苗

1. 疫苗种类

重组戊型肝炎疫苗（HepE）。

2. 接种程序

适用于 ≥ 16 周岁易感人群的接种。推荐用于戊型肝炎病毒（HEV）感染的重点高风险人群，如畜牧养殖者、餐饮业人员、学生或部队官兵、育龄期女性、疫区旅行者等。接种 3 剂次，免疫程序按 0、1、6 个月接种方案进行。接种剂量为 0.5 mL，肌内注射。

（十二）流感疫苗

1. 疫苗种类

三价灭活流感疫苗（IIV3）、四价灭活流感疫苗（IIV4）、冻干鼻喷流感减毒活疫苗（LAIV3），其中 IIV3 有裂解疫苗和亚单位疫苗，裂解疫苗包括 0.25 mL 和 0.5 mL 两种规格，亚单位疫苗包括 0.5 mL 一种规格；IIV4 为裂解疫苗，包括 0.5 mL 一种规格。

2. 接种程序

（1）IIV3：0.25 mL 规格裂解疫苗的接种对象为 6~35 月龄的儿童，按照不同上市许可持有人的疫苗说明书接种 1 或 2 剂次，接种剂量为 0.25 mL，肌内注射。0.5 mL 规格裂解疫苗和亚单位疫苗的接种对象为 ≥ 36 月龄的儿童及成人，具体按疫苗说明书执行，接种 1 剂次，接种剂量为 0.5 mL，肌内注射（亚单位疫苗应肌内或深度皮下注射）。

（2）IIV4：0.25mL 规格的接种对象为 6~35 月龄人群，接种 2 剂，两剂间隔 28 天。0.5 mL 规格的接种对象为 ≥ 36 月龄儿童及成人，具体按疫苗说明书执行，接种程序为 1 剂次，肌内注射。

（3）LAIV3：接种对象为 36 月龄至 17 岁的儿童和青少年，接种程序为 1 剂次，接种剂量为 0.2 mL，鼻内喷雾接种，每侧鼻孔内喷 0.1 mL。

（十三）肺炎疫苗

1. 疫苗种类

23 价肺炎球菌多糖疫苗（PPV23）、13 价肺炎球菌多糖结合疫苗（PCV13）。

2. 接种程序

（1）PPV23：推荐用于 ≥ 2 周岁的易感人群，以预防肺炎球菌性肺炎和相应血清型引起的系统性肺炎球菌感染。接种 1 剂次。一般无需再接种，易感人群或体内抗体滴度显著下降者（如肾病综合征、肾衰竭或器官移植者）若需再接种，应与前 1 次接种间隔 5 年再接种 1 次。接种剂量为 0.5 mL，肌内或皮下注射。

（2）PCV13：接种剂量为 0.5 mL，肌内注射。

（3）13 价肺炎球菌多糖结合疫苗（CRM197 载体）的接种对象为 6 周龄至 15 月龄的婴幼儿，原则上要求在 6 月龄内完成 3 剂次基础免疫（每剂次间隔 4~8 周），12~15 月龄加强免疫 1 剂。13 价肺炎球菌多糖结合疫苗（TT 载体）的接种对象为 6 周龄至 5 岁的儿童，其免疫程序为：6 周龄至 6 月龄的婴儿，基础免疫接种 3 剂次，间隔 1~2 个月，12~15 月龄加强免疫 1 剂；7~11 月龄的婴儿基础免疫接种 2 剂次，间隔 2 个月，12 月龄后加强免疫 1 剂；12~23 月龄的幼儿接种 2 剂次，间隔 2 个月；2~5 岁的儿童接种 1 剂次。

（十四）狂犬病疫苗

1. 疫苗种类

人用狂犬病疫苗（Vero 细胞）、人用狂犬病疫苗（人二倍体细胞）。

2. 接种程序

（1）暴露后免疫：根据疫苗种类的不同，接种程序分为 4 针法（首次就诊接种 2 针次，第 7 和第 21 天各接种 1 针次）和 5 针法（第 0、3、7、14、28 天各接种 1 针次），

5 针法和 4 针法原则上不得相互混用。首次Ⅲ级暴露者和免疫功能严重低下的Ⅱ级暴露者，在接种狂犬病疫苗的同时，需接种抗狂犬免疫球蛋白。如以前全程规范接种过狂犬病疫苗者，此次暴露可以不接种狂犬免疫球蛋白。

（2）暴露前免疫：从事狂犬病防治、犬类饲养管理、野外作业及家中豢养宠物等有可能受感染的高危人群，基础免疫程序为 0、7、21（或 28）天 3 剂次免疫。第 2 年接种 1 剂次，以后每隔 5 年加强 1 剂次。

（3）再次暴露免疫：对于发生再次暴露者，如再次暴露发生在免疫接种过程中，则继续按照原有程序完成全程接种，不需加大剂量；全程免疫后半年内再次暴露者不需要再次免疫；全程免疫后半年到 1 年内再次暴露者，应当于 0 和 3 天各接种 1 剂疫苗；在 1~3 年内再次暴露者，应于 0、3、7 天各接种 1 剂疫苗；超过 3 年者应当全程接种疫苗。对于既往有全程狂犬病疫苗接种史的再次暴露者，不需要进行被动免疫制剂注射。

（4）≥ 2 岁的儿童和成人于上臂三角肌注射，< 2 岁儿童于大腿前外侧肌注射，禁止在臀部注射。接种剂量见疫苗说明书。

（十五）口服轮状病毒活疫苗

1. 疫苗种类

口服轮状病毒活疫苗、口服五价重配轮状病毒减毒活疫苗（Vero 细胞）。

2. 接种程序

（1）口服轮状病毒活疫苗：免疫对象为 2 月龄至 3 周岁的婴幼儿，每年口服 1 剂次，剂量为 3.0 mL。

（2）口服五价重配轮状病毒减毒活疫苗（Vero 细胞）：共接种 3 剂，接种对象为 6~32 周龄的婴儿。6~12 周龄时开始口服第 1 剂次，每剂次接种间隔 4~10 周；第 3 剂次接种不应晚于 32 周龄。接种剂量为 2.0 mL，口服。

（十六）霍乱疫苗

1. 疫苗种类

口服重组 B 亚单位 / 菌体霍乱疫苗（WC-rBS），可分为成人型及儿童型。

2. 接种程序

免疫对象为 2 周岁以上的儿童、青少年及有接触或传播危险的成人。免疫程序：0、7、28 天各口服 1 次，每次 1 粒，共 3 粒。接受过该品全程免疫的人员，可根据疫情在流行季节前加强 1 次。接种该疫苗后可预防霍乱和产毒性大肠杆菌旅行者腹泻。

（十七）肠道病毒 71 型灭活疫苗

1. 疫苗种类

肠道病毒 71 型（EV71）灭活疫苗（Vero 细胞）、肠道病毒 71 型（EV71）灭活疫苗（人二倍体细胞）。

2. 接种程序

（1）EV71 灭活疫苗（Vero 细胞）适用于 6 月龄至 3 周岁或 5 周岁的易感者（不同上市许可持有人的疫苗适用年龄范围不同，以疫苗说明书为准）。接种 2 剂次，第 2 剂次与第 1 剂次间隔 1 个月。接种剂量为 0.5 mL，肌内注射。

（2）EV71 灭活疫苗（人二倍体细胞）适用于 6 月龄至 5 周岁的易感者。接种 2 剂次，第 2 剂次与第 1 剂次间隔 1 个月。接种剂量为 0.5 mL，肌内注射。

（十八）人乳头瘤病毒疫苗

1. 疫苗种类

双价人乳头瘤病毒疫苗（双价 HPV 疫苗）、四价人乳头瘤病毒疫苗（四价 HPV 疫苗）、九价人乳头瘤病毒疫苗（九价 HPV 疫苗）。

2. 接种程序

（1）双价 HPV 疫苗：接种剂量为 0.5 mL，肌内注射。

1）双价 HPV 疫苗（大肠杆菌）适用于 9~45 周岁女性接种，免疫程序为 0、1、6 个月，9~14 岁女性可选择 0、6 个月免疫程序（间隔 ≥ 5 个月）。

2）双价 HPV 疫苗（酿酒酵母）适用于 9~45 周岁女性接种，免疫程序为 0、1、6 个月。

3）双价 HPV 疫苗（毕赤酵母）适用于 9~30 周岁女性接种，免疫程序为 0、2、6 个月，9~14 岁女性可选择 0、6 个月免疫程序（间隔 ≥ 5 个月）。

（2）四价 HPV 疫苗：适用于 9~45 周岁女性接种，免疫程序为 0、2、6 个月。接种剂量为 0.5 mL，肌内注射。

（3）九价 HPV 疫苗：适用于 9~45 周岁女性接种，免疫程序为 0、2、6 个月。接种剂量为 0.5 mL，肌内注射。

（十九）破伤风疫苗

1. 疫苗种类

吸附破伤风疫苗（TT）。

2. 接种程序

接种对象主要是发生创伤概率较高的人群，妊娠期女性接种该疫苗可预防产妇及新生儿破伤风。接种程序按疫苗说明书执行，接种剂量为 0.5 mL，肌内注射。

（二十）炭疽疫苗

1. 疫苗种类

皮上划痕人用炭疽活疫苗。

2. 接种程序

接种对象为炭疽常发地区人群、皮毛加工与制革个人、放牧员，以及其他与牲畜密切接触者。在上臂外侧三角肌附着处皮上划痕接种。用消毒注射器吸取疫苗，在接种部位滴 2 滴，间隔 3~4 cm，划痕时用手将皮肤绷紧，用消毒划痕针在每滴疫苗处做"井"字划痕，每条痕长约 1~1.5 cm，划破表皮以出现间断小血点为度。用同一划痕针反复涂压，使疫苗充分进入划痕处。接种后局部至少应裸露 5~10 分钟，然后用消毒干棉球擦净。接种后 24 小时划痕部位无任何反应者应重新接种。

（二十一）森林脑炎疫苗

1. 疫苗种类

森林脑炎灭活疫苗。

2. 接种程序

接种对象为在森林脑炎发生地区居住的及进入该地区的 8 周岁以上人员。基础免疫为 2 剂次，于 0、14 天各注射 1 剂次，之后可在流行季节前加强免疫 1 剂次。接种剂量为 1.0 mL，肌内注射。

（二十二）流行性出血热疫苗

1. 疫苗种类

双价肾综合征出血热灭活疫苗（Vero 细胞）。

2. 接种程序

接种对象为肾综合征出血热疫区的居民及进入该地区的人员，主要对象为 16~60 周岁的高危人群。基础免疫为 2 剂次，于 0（第 1 天、当天）、14 天（第 15 天）各接种 1 剂次疫苗，基础免疫后 1 年应加强免疫 1 剂次。接种剂量为 1.0 mL，肌内注射。

（二十三）重组带状疱疹疫苗

1. 疫苗种类

重组带状疱疹疫苗（CHO 细胞）。

2. 接种程序

接种对象为 ≥ 50 岁的成人，用于预防带状疱疹。免疫程序为 2 剂次（间隔 2 个月），如改变免疫程序，2 剂次间隔应为 2~6 个月，接种剂量为 0.5 mL，肌内注射。

（二十四）新冠病毒疫苗

按照国家有关政策、技术指南、疫苗说明书等执行。

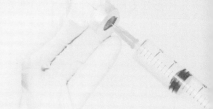

第四章

预防接种服务实施

第一节　预防接种健康询问

一、询问健康状况

受种者健康状况询问内容包括：是否有发热、咳嗽、腹泻等患病情况及过敏史、用药史等。

二、核查接种禁忌

在询问健康状况的同时，核查接种禁忌，可参考"健康状况询问与接种禁忌核查表"。向受种者或其监护人提出医学建议，并如实记录提出医学建议的情况。

健康状况询问与接种禁忌核查表

姓名＿＿＿＿＿＿＿＿

以下问题可帮助确定受种者本次是否可以接种本疫苗。如果对任何问题的回答为"是"，并不表示受种者不应接种本疫苗，而只是表示还需要询问其他问题。如果对有些问题不清楚，请要求医务人员说明（请在方框内打"√"，选"是"请在备注中注明）。

健康状况	是或否		备注
1. 近几天有发热、腹泻等不舒服吗？	是□	否□	
2. 是否对药物、食物等过敏？	是□	否□	
3. 是否对疫苗成分过敏或曾经在接种疫苗后出现过严重反应？	是□	否□	
4. 是否有癫痫、惊厥、脑病或其他神经系统疾病？	是□	否□	
5. 是否患有癌症、白血病、艾滋病或其他免疫系统疾病？	是□	否□	
6. 在过去3个月内,是否使用过可的松、泼尼松、其他类固醇或抗肿瘤药物，或进行过放射治疗？	是□	否□	

续表

健康状况	是或否		备注
7. 有哮喘、肛周脓肿、肠套叠、肺部疾病、心脏疾病、肾脏疾病、代谢性疾病（如糖尿病）或血液系统疾病吗？	是□	否□	
8. 在过去的 1 年内，是否接受过输血或血液制品，或使用过免疫球蛋白？	是□	否□	
9. 在过去 1 个月内是否接种过减毒活疫苗？	是□	否□	
10. 是否怀孕或有可能 在 3 个月内怀孕？（仅需询问育龄期女性）	是□	否□	
11. 其他：	是□	否□	

医学建议：1. 建议接种　　2. 推迟接种　　3. 不宜接种

对于不宜接种者，具体建议：_____

医疗卫生人员（签名）：　　　　　　　　　日期：_____年_____月_____日

本人已接受健康询问，同意医学建议。

监护人 / 受种者（签名）：　　　　　　　　日期：_____年_____月_____日

第二节　预防接种前的准备

一、筛选受种者

根据国家免疫规划疫苗免疫程序、非免疫规划疫苗使用指导原则、接种方案等，通过免疫规划信息系统筛选受种者。

二、通知受种者或其监护人

采取口头、书面、电话、短信等方式，通知受种者或其监护人，告知接种疫苗的品种、时间、地点和相关要求。鼓励实施分时预约，合理安排单位时间内服务的受种者人数（限量预约），避免接种场所拥挤，减少受种者等待时间。

三、准备注射器材

（1）按受种者人数的 1.1 倍准备注射器材量。

（2）为接种的疫苗选择合适的注射器类型和规格。根据《一次性使用无菌注射器》（GB15810—2019）、《一次性使用无菌注射器（第 3 部分：自毁型固定剂量疫苗注射器）》（YY/T0573.3—2019）和《一次性使用无菌注射器（第 4 部分：防止重复使用注射器）》（YY/T 0573.4—2020）等标准，以及疫苗接种剂量、接种途径和接种方式等准备注射器。

（3）使用注射器前要检查包装是否完好并在有效期内使用。

四、准备相关药品和器械

（1）消毒用品，包括75%乙醇、镊子、棉球杯、无菌干棉球或棉签、治疗盘等。

（2）体检器材，包括体温表、听诊器、压舌板、血压计等。

（3）常用急救药械，包括1∶1000肾上腺素、0.9%生理盐水、抗过敏药、输液器、止血带和吸氧等急救设备。肾上腺素等急救药械应加强保管，并做好定期检查核对。

（4）接种安全器材，包括注射器毁型装置或锐器盒、医疗废物桶等。

第三节 预防接种流程

实施接种前，要做到"三查七对一验证"，做到受种者、预防接种证和疫苗信息相一致，接种人员和受种者双方确认无误后方可实施接种。三查包括：①检查受种者健康状况、核查接种禁忌；②查对预防接种证；③检查疫苗、注射器的外观、批号、有效期。"七对"是指核对受种者的姓名、年龄及疫苗的品名、规格、剂量、接种部位、接种途径。"一验证"是指接种前请受种者或其监护人验证接种疫苗的品种和有效期等。

一、核实受种者

（1）登记时，接种人员应查验受种者的预防接种证、预防接种档案信息，核对受种者的姓名、出生日期及接种记录，确定本次受种者及接种疫苗的种类。

（2）接种人员发现原始记录中的受种者姓名、身份证件号码、联系方式等基本信息有误或变更的，应及时更新。

（3）对不符合本次接种的受种者，向受种者或其监护人做好解释工作。

二、询问健康状况和核查接种禁忌

（1）询问健康状况。受种者健康状况询问内容包括是否有发热、咳嗽、腹泻等患病情况及过敏史、用药史等。

（2）核查接种禁忌。在询问健康状况的同时，核查接种禁忌，可参考"健康状况询问与接种禁忌核查表"。向受种者或其监护人提出医学建议，并如实记录提出医学建议的情况。

三、预防接种告知

（1）接种单位可以通过家长课堂、视频、文字材料及互联网等方式进行预防接种宣传，使受种者或其监护人知晓预防接种的相关知识。

（2）在正式实施接种前，接种人员应采取面对面的方式进行告知，并做到知情同意。

（3）应告知受种者或其监护人所接种疫苗的品种、作用、禁忌、注意事项、可能出现的不良反应及预防接种异常反应补偿方式等信息。受种者或其监护人选择非免疫规划疫苗时，接种单位还应告知疫苗的价格和接种费用等信息。

（4）告知后由受种者或其监护人在纸质或电子知情同意书上签名确认，纸质签字存根由接种单位留底保存，电子知情同意书由接种单位备份保存，纸质或电子知情同意书签名资料由接种单位留档保存至疫苗有效期满后不少于5年备查。

四、现场疫苗准备和检查

（1）实施接种前，将疫苗从冷链设备内取出，尽量减少开启冷链设备的次数。

（2）核对接种疫苗的品种，检查疫苗外观。凡过期、变色、污染、发霉、有摇不散凝块或异物、无标签或标签不清及疫苗瓶（或预填充注射器）有裂纹的，一律不得使用。

（3）疫苗说明书规定严禁冻结的疫苗，如百白破疫苗、乙肝疫苗、白破疫苗等，冻结后一律不得使用。

（4）检查含吸附剂疫苗是否冻结的方法。将被检和正常对照的疫苗瓶同时摇匀后静置竖立，被检疫苗在短时间（5~10分钟）内与对照疫苗相比，如出现分层现象且上层液体较清，即可判断被检疫苗曾被冻结。

五、安全注射

（1）接种前方可打开或取出注射器材。

（2）抽取疫苗后和注射完毕后不得回套针帽，不得用手分离注射器针头，防止被针头误伤。

（3）应将使用后的注射器具直接或毁型后投入安全盒或防刺穿的容器内，按照《医疗废物管理条例》统一回收销毁。

六、接种后受种者留观

（1）告知受种者或其监护人，在接种疫苗后留在现场观察30分钟后方可离开。

（2）在现场留观期间出现疑似预防接种异常反应的，应按照疑似预防接种异常反应监测与处置相关要求，及时采取救治等措施，必要时转医院进行救治。

七、预防接种记录和免疫规划信息系统记录

（1）实施接种后，预防接种工作人员应在预防接种证和预防接种档案登记受种

者的基本信息及疫苗品种、疫苗批号、接种日期等信息。

（2）在为新生儿接种首剂乙肝疫苗和卡介苗后，负责办理预防接种证的产科可直接在预防接种证上记录首剂乙肝疫苗和卡介苗接种情况，原则上应同时在免疫规划信息系统建立预防接种电子档案，并主动将预防接种证纳入"出生一件事"办理，提升群众办事便利度。

（3）成人接种疫苗，接种单位需要登记受种者的基本信息及疫苗品种、疫苗上市许可持有人、批号、接种日期、接种单位等信息，并提供接种凭证。

（4）接种单位应通过信息系统采集疫苗接种信息，内容包括疫苗品种、疫苗上市许可持有人、疫苗批号、追溯码、有效期、接种日期、受种者、实施接种的人员等。

（5）接种单位应通过扫描疫苗追溯码获取疫苗最小包装单位的识别信息。

（6）接种单位应通过信息系统实现疫苗接种信息在预防接种证上的直接打印。

（7）预防接种档案和接种信息应在接种完成后24小时内，上传至国家免疫规划信息系统。

第四节　疫苗的接种部位和接种方法

疫苗的接种途径通常有口服、皮下注射、皮内注射、肌内注射及划痕法。注射部位通常为上臂外侧三角肌处和大腿前外侧中部。当多种疫苗同时注射接种（包括肌内、皮下和皮内注射）时，可在左右上臂、左右大腿分别接种，卡介苗选择上臂。

一、口服法

1. 适用疫苗

脊髓灰质炎减毒活疫苗等。

2. 操作方法

（1）液体剂型疫苗从冰箱取出放置室温复溶，待完全溶化，充分摇匀后，以90°或45°角将规定剂量的疫苗滴入儿童口中，每一人次用量为2滴（相当于0.1 mL）。

（2）糖丸剂型疫苗用消毒药匙送入儿童口中，用凉开水送服。对于小月龄儿童，喂服时可将糖丸放在消毒的小药袋中，碾碎后放入药匙内，加少许凉开水溶解成糊状服用，或将糖丸溶于约5 mL凉开水中，使其完全溶化后口服。

二、注射法

1. 疫苗吸取和使用要求

（1）将疫苗瓶上部疫苗弹至底部，用75%乙醇棉球消毒开启部位。

（2）在乙醇挥发后将注射器针头斜面向下插入疫苗瓶的液面下吸取疫苗。

（3）吸取疫苗后，将注射器针头朝上，排空注射器内气泡，直至针头上有一小滴疫苗出现为止。

（4）自毁型注射器的使用方法参见相关产品使用说明。

（5）使用含有吸附剂的疫苗前，应充分摇匀。使用冻干剂型疫苗时，用一次性注射器抽取稀释液，沿疫苗瓶内壁缓慢注入，轻轻摇荡，使疫苗充分溶解，避免出现泡沫。

（6）开启减毒活疫苗的疫苗瓶和注射时，切勿使消毒剂接触疫苗。

（7）疫苗瓶开启后应尽快使用。如不能立即用完，应在瓶身上标注开启时间，并应盖上无菌干棉球 于 2℃~8℃冷藏。疫苗瓶开启后，减毒活疫苗超过半小时、灭活疫苗超过 1 小时未用完（疫苗说明书另有规定除外），应将剩余疫苗废弃。

（8）多人份疫苗建议集中预约接种。多人份脊髓灰质炎减毒活疫苗滴剂容器开启后， 如未能立即用完，应置于 2℃~8℃，并于当天内用完。

（9）采用预充式注射器包装的疫苗，按其使用方法进行注射。

2. 接种部位皮肤消毒

（1）确定接种部位。接种部位要避开疤痕、炎症、硬结及皮肤病变处。皮内注射法应选择上臂外侧三角肌中部略下处；皮下注射法应选择上臂外侧三角肌下缘附着处；肌内注射法应选择上臂外侧三角肌或大腿前外侧中部肌肉（图 4.4.1，图 4.4.2）。

（2）用灭菌镊子夹取 75% 乙醇棉球或用无菌棉签蘸 75% 乙醇，由内向外螺旋式对接种部位皮肤进行消毒，涂擦直径 ≥ 5 cm，待晾干后立即接种。

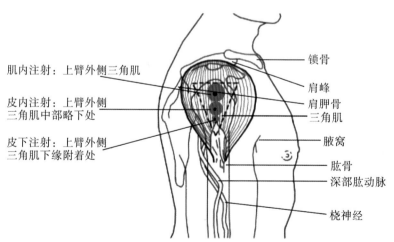

图 4.4.1 皮下、皮内、肌内注射位置（上臂）示意图

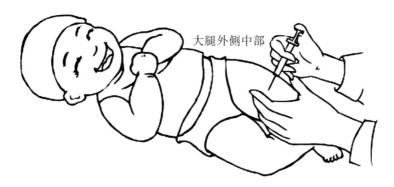

大腿外侧中部

图 4.4.2 大腿外侧中部肌内注射示意图

3. 皮内注射法

（1）适用疫苗：卡介苗。

（2）接种部位：上臂外侧三角肌中部略下处。

（3）操作方法：

1）固定受种者，露出受种者接种部位。

2）用相应规格注射器吸取 1 人份疫苗，排尽注射器内空气，皮肤常规消毒。待乙醇挥发后，左手绷紧注射部位皮肤，右手以平执式持注射器，食指固定针管，针头斜面向上，与皮肤呈 5°~10° 刺入皮内。再用左手拇指固定针栓，然后注入疫苗，使注射部位形成一个圆形隆起的皮丘，皮肤变白，毛孔变大，注射完毕，针管顺时针方向旋转 180° 后，迅速拔出针头（图 4.3.3）。

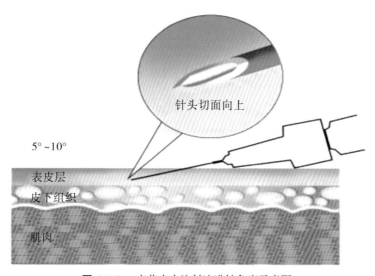

针头切面向上

5°~10°

表皮层

皮下组织

肌肉

图 4.4.3 疫苗皮内注射法进针角度示意图

4. 皮下注射法

（1）适用疫苗：麻腮风疫苗、乙型脑炎减毒活疫苗、A 群流脑多糖疫苗、A 群 C 群流脑多糖疫苗、甲型肝炎减毒活疫苗、钩体疫苗等。

（2）接种部位：上臂外侧三角肌下缘附着处。

（3）操作方法：

1）固定受种者，露出受种者接种部位。

2）用相应规格注射器吸取 1 人份疫苗后，排尽注射器内空气，皮肤常规消毒。左手绷紧注射部位皮肤，右手持注射器，针头斜面向上，与皮肤成 30°~40°，快速刺入皮下，进针深度约 1/2~2/3，松左手，固定针管，缓慢推注疫苗。注射完毕后用消毒干棉球或干棉签轻压针刺处，快速拔出针头（图 4.4.4）。

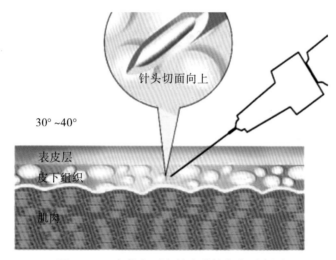

图 4.4.4　疫苗皮下注射法进针角度示意图

5. 肌内注射

（1）适用疫苗：百白破疫苗、白破疫苗、乙型肝炎疫苗、乙型脑炎灭活疫苗、脊髓灰质炎灭活疫苗、甲型肝炎灭活疫苗、出血热疫苗等。

（2）接种部位：上臂外侧三角肌、大腿前外侧中部肌肉。

（3）操作方法：

1）固定受种者，露出受种者接种部位。

2）用相应规格注射器吸取 1 人份疫苗后，排尽注射器内空气，皮肤常规消毒。左手将注射肌肉部位绷紧，右手持注射器，与皮肤呈 90°，将针头快速垂直刺入肌肉，进针深度约为针头的 2/3，松左手，固定针管，缓慢推注疫苗，注射完毕后用消毒干棉球或干棉签轻压针刺处，快速拔出针头。观察有无渗血或药液渗出，若有渗出，应用消毒干棉球或干棉签按压片刻（图 4.4.5）。

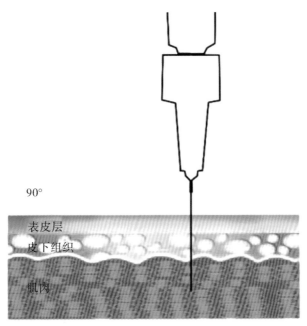

90°

表皮层

皮下组织

肌肉

图 4.4.5　疫苗肌内注射法进针角度示意图

三、划痕法

适用于炭疽疫苗，在上臂外侧三角肌附着处皮上划痕接种。

第五节　预防接种后的处理

一、接种预约

本次接种完成后，视情况与受种者或其监护人预约下次接种疫苗的品种和接种日期。

二、清理器材

（1）清洁冷藏设备。

（2）处理使用后的自毁型注射器、一次性注射器及其他医疗废物。

（3）镊子、治疗盘等器械按要求灭菌或消毒后备用。

三、剩余疫苗的处理

（1）记录疫苗的使用和损耗数量。

（2）疫苗瓶开启后，减毒活疫苗超过半小时、灭活疫苗超过 1 小时未用完（疫苗说明书另有规定的除外），应将剩余疫苗废弃，按照医疗废物处置方法处理。

（3）接种单位应配备回收医疗废物专用包装袋或容器、警示标识和标签，以及安全储存废弃疫苗的空间。待废弃疫苗不得继续放置在冷链设备中保存。

（4）冷藏设备内未开启的疫苗要做好标记，放回冷链室冰箱保存，于有效期内在下次预防接种时优先使用。

四、核对预防接种信息

核对受种者的预防接种档案信息。

五、统计疫苗使用数量

统计本次接种使用的疫苗数量和下次预防接种的疫苗计划使用数量，并按规定上报。

第六节　特殊健康状态人群的接种

特殊儿童接种是基层工作人员常见且难以把握的问题之一，本节介绍特殊儿童的预防接种情况。不能明确能否接种的特殊健康状态儿童，可建议受种者前往医疗机构预防接种咨询门诊进行评估咨询。

一、早产儿

（1）可以接种：早产儿可以接种各类疫苗。乙肝表面抗原（HBsAg）阳性或不详的母亲分娩的早产儿，应在出生后 12 小时内尽早接种第 1 剂乙肝疫苗，接种之后 1 个月，再按 0、1、6 个月程序完成 3 剂次乙肝疫苗接种。HBsAg 阳性母亲分娩的早产儿，出生后接种第 1 剂乙肝疫苗的同时，在不同（肢体）部位肌肉注射 100 IU 乙肝免疫球蛋白（HBIG）。危重早产儿应在生命体征平稳后尽早接种第 1 剂乙肝疫苗。早产儿胎龄＞31 周且临床情况稳定时，可以接种卡介苗。

（2）暂缓接种：胎龄≤31 周的早产儿，临床情况稳定时可接种。

二、支气管哮喘

支气管哮喘不是预防接种的禁忌证。

（1）可以接种：哮喘的缓解期（长期维持吸入哮喘药物包括低剂量吸入型糖皮质激素）且健康情况较好时，应按免疫规划程序进行预防接种。以前的麻疹腮腺炎风疹联合疫苗（MMR）来自鸡胚，对蛋类食物过敏的哮喘儿童，接种 MMR、流感疫苗有发生严重过敏反应的风险。目前的 MMR 来自鸡胚成纤维细胞，发生不良反应的风险明显降低，如对蛋类严重过敏的哮喘儿童，可在有抢救设备的场所和医务人员的监护下接种。

（2）暂缓接种：在哮喘急性发作（出现喘息、咳嗽、气促、胸闷等症状），尤其是全身应用糖皮质激素时（包括口服和静脉给药），应暂缓接种。根据免疫接种咨询委员会（ACIP）的建议，停止全身应用糖皮质激素1个月，可正常接种。

三、食物过敏

（1）可以接种：食物过敏的儿童可以按免疫程序正常接种；有蛋类严重全身过敏反应史的儿童，应在医疗机构监护下接种流感疫苗。

（2）暂缓接种：食物过敏的急性反应期（如并发哮喘、荨麻疹等）或接种部位皮肤异常（湿疹、特应性皮炎等）时，应暂缓接种。

（3）禁忌接种：对蛋类过敏者禁忌接种黄热病疫苗。

四、先天性心脏病

（1）可以接种：生长发育良好，无临床症状，心功能无异常［如左心射血分数（LVEF）≥60％］；先天性心脏病患儿介入治疗术后，复查心功能无异常；先天性心脏病患儿外科手术后3个月，复查心功能无异常。

（2）暂缓接种：伴有心功能不全、严重肺动脉高压等并发症的先天性心脏病患儿；复杂发绀（紫绀）型先天性心脏病患儿，需要多次住院手术者；需要专科评估的其他情形，如免疫缺陷、感染、严重营养不良、使用免疫抑制剂等的先天性心脏病患者。

五、湿　疹

可以接种：各类疫苗（避开湿疹部位）。

六、热性惊厥

（1）可以接种：对于单纯性热性惊厥，或非频繁性发作的热性惊厥（半年内发作＜3次，且1年内发作＜4次）既往没有惊厥持续状态（持续惊厥超过半小时），本次发热性疾病痊愈后，可按免疫程序接种各类疫苗，建议每次接种1剂次。

（2）暂缓接种：对于复杂性热性惊厥，或短期内频繁惊厥发作（半年内发作≥3次，或1年内发作≥4次），建议专科门诊就诊。

七、癫　痫

（1）可以接种：6个月及以上未发作的癫痫患者（癫痫已控制），无论是否服用抗癫痫药物，可以接种所有疫苗。有癫痫家族史者可以接种疫苗。

（2）暂缓接种：近6个月内有癫痫发作的患者。

八、脑性瘫痪（简称"脑瘫"）

可以接种：脑瘫患儿可以按免疫程序接种疫苗。

九、新生儿颅内出血

（1）可以接种：新生儿时期 Ⅰ、Ⅱ 级脑室周围 – 脑室内出血、蛛网膜下腔出血及硬膜下出血的患儿，如出血控制、生命体征稳定，应及时接种乙肝疫苗和卡介苗。

（2）暂缓接种：新生儿时期 Ⅲ、Ⅳ 级脑室周围 – 脑室内出血的患儿，有较明显的脑软化、空洞脑等异常改变，如存在进行性神经系统疾病的后遗症，应暂缓接种乙肝疫苗和卡介苗。

十、黄　疸

（1）可以接种：生理性黄疸、母乳性黄疸患儿身体健康状况良好，可按免疫程序接种疫苗。病理性黄疸患儿生命体征平稳，可正常接种乙肝疫苗。

（2）暂缓接种：病理性黄疸患儿需及时查明病因，暂缓接种其他疫苗，建议前往专科门诊就诊。

十一、感染性疾病

（1）可以接种：急性感染性疾病痊愈后可接种各类疫苗。轻症急性感染性疾病者，退热后可接种疫苗。

（2）暂缓接种：急性感染性腹泻，对此类患儿暂缓接种口服减毒活疫苗。中度和重度的急性感染性疾病包括肺炎、脑炎、脑膜炎、心肌炎、严重腹腔感染、严重泌尿系统感染等，对此类疾病患儿在疾病好转前暂缓接种疫苗。在疾病好转期，如有疫苗接种需求，建议前往免疫接种咨询门诊评估情况后，决定是否接种。疾病完全恢复后，可以接种疫苗。

十二、肛周脓肿

可以接种：按免疫程序接种，脊髓灰质炎疫苗基础免疫使用 IPV，痊愈后加强免疫可接种 IPV 或 OPV。

十三、缺铁性贫血

（1）可以接种：轻、中度缺铁性贫血不伴有其他症状者。

（2）暂缓接种：重度缺铁性贫血和（或）伴有肝脾肿大、心功能异常、合并感染等患儿。

第五章
疫苗管理和预防接种信息系统操作

第一节　系统管理要求

一、网络安全

（1）专人、专机访问。

（2）本地计算机要安装杀毒软件。

（3）避免使用公共场所的计算机登录系统。

二、账户安全

（1）计算机要专人管理。

（2）所有用户信息均必须采用真实信息，即实名制登记。

（3）建立账户时，信息系统使用人员不得将初始密码公开或告知除用户本人之外的其他人。

（4）用户在初次使用系统时，应立即更改初始密码。

（5）发现账号、密码已泄露或被盗用时，应立即采取措施，更改密码，同时向疾病预防控制机构报告。

三、数据安全

（1）建立信息化资料查询、使用制度。

（2）其他部门或机构如需查询儿童预防接种信息系统的资料，应经同级卫生行政部门批准。

（3）涉及个人隐私的信息，如儿童预防接种个案信息，未经同级卫生行政部门批准不得向其他部门和人员提供。

第二节　疫苗管理功能

一、政采云疫苗馆登录和运行环境

（1）浏览器：推荐使用谷歌浏览器。

（2）疫苗馆网址：https://login.zcygov.cn/user-login/#login。

（3）登录方式：使用账号密码登录或手机短信验证码登录。

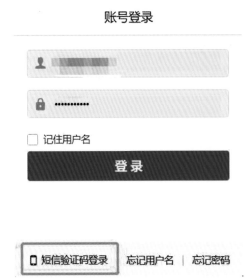

二、账户管理和权限配置

（1）获取新机构管理员账户：门诊向上级疾病预防控制中心（后文简称"疾控"）进行新机构申请。

（2）基础信息维护：首次登录的机构需要完善个人信息及验证手机号（注：门诊没有"预算信息"随意填写即可）。

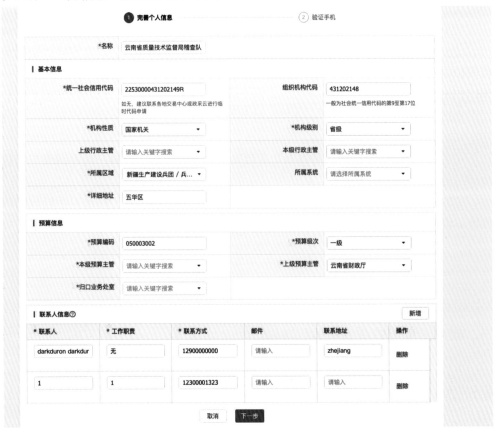

（3）添加员工：在【系统管理】的【员工管理】中点击【新增】，进行同机构内员工账号的新增。

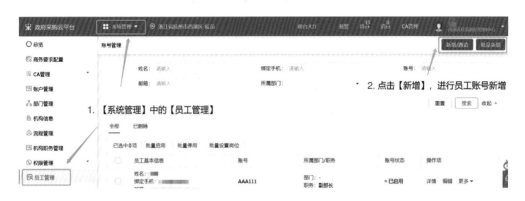

（4）关联岗位权限：在【系统管理】的【员工管理】中点击【设置岗位】，对该员工进行岗位功能配置。

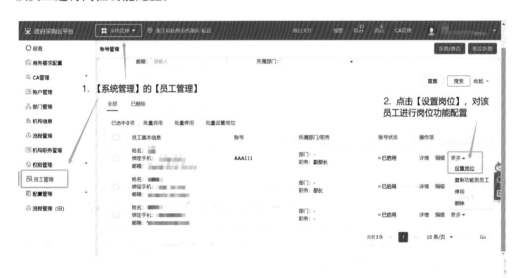

三、疫苗报苗计划

接种门诊对免疫规划疫苗、非免疫规划疫苗有需求时，将报苗计划上报疾控，非免疫规划疫苗由区/县疾控采购后供应给接种门诊，免疫规划疫苗计划上报后，由疾控逐级调拨。

1. 开启疫苗审核权限

（1）功能说明：适用于报苗计划需单位内部审核的情况，在申请报苗计划前需由系统管理员为审核人配置疫苗审核权限。

（2）开启审核权限：菜单路径是【疫苗】—【疫苗报苗计划】—【报苗计划设置】。在审核开启项中，选择【是】，并按照步骤说明设置审核权限。

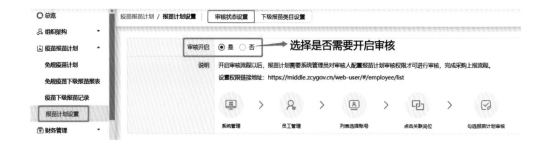

2. 申请报苗计划

（1）菜单路径：【疫苗】—【疫苗报苗计划】—【免规疫苗计划】或【非免规疫苗计划】。

（2）流程：点击【新增报苗计划】，选择对应的商品，填写申请数量，完成后点击【确定】。如需单位内部进行审核，点击【提交审核】并选择相应的审核人。

（3）可以批量提交审核或删除选择的疫苗；如需修改疫苗数量，点击【编辑】进行修改。

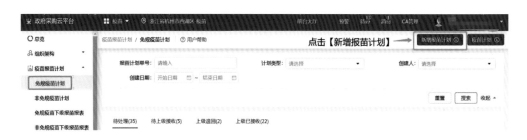

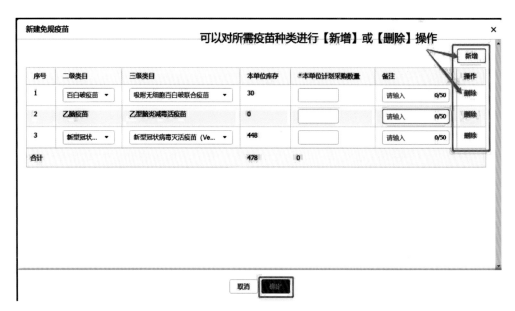

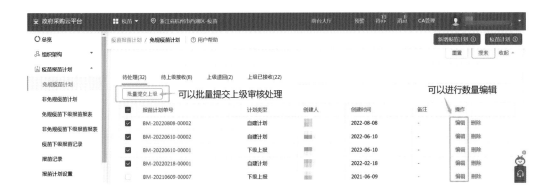

3. 审核报苗计划

（1）由审核人完成，选择需要审核的报苗计划，点击【审核】。

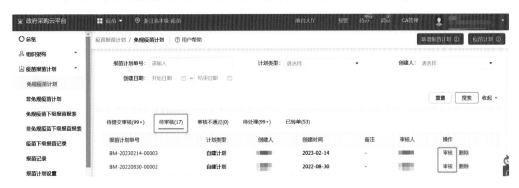

（2）审核结果选择【通过】后，点击【确定】，会提交至上级单位。如审核结果为【不通过】，会退回显示为"审核不通过"，经办人可以修改后再提交。

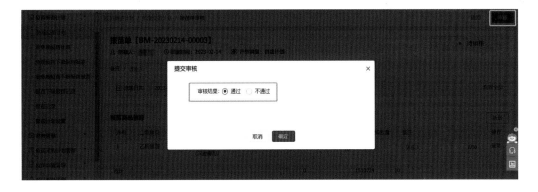

4. 库存管理

（1）仓库管理（新建仓库）：在【库存管理】的【仓库管理】中，点击【新建仓库】进行新建（建议：门诊可以建立"报废仓库"等其他仓库进行分类管理）。

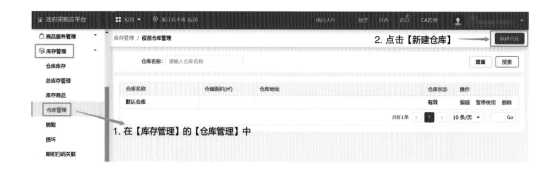

（2）仓库库存、总库存管理：

1）在【库存管理】中点击【仓库库存】可以查看各个仓库的疫苗库存情况。

2）在【库存管理】中点击【总库存管理】可以查看该机构下总疫苗库存情况。

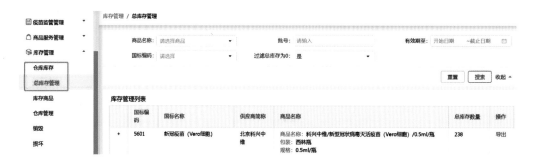

5. 供应入库

（1）业务流程：在【入库管理】中选择【收货工作台】，点击【供应单收货】，选择【收货仓库】，勾选"温度验收完成"，扫描电子监管码，确认信息无误后，确认收货。可采用掌上电脑（PDA）或者"电脑+扫码枪"操作。

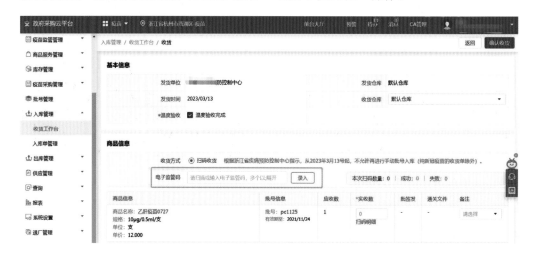

（2）因为灭菌水和注射器没有监管码，可以直接手动添加。

（3）扫码常见问题：

1）如提示"当前扫描疫苗与供应入库疫苗不相符"，请确认当前监管码对应的商品与单据里的商品是否一致。

2）如提示"当前扫描疫苗批号与入库批号不一致"，请确认当前监管码对应的批号与单据里商品对应的批号是否一致。

3）如提示"当前扫描监管码已存在，无法再次扫描入库"，表示当前监管码已入库，确认是否重复入库。

4）如提示"该监管码已被拆分，请扫描对应包装的监管码"，表示当前扫描监管码已被拆分，需扫描小包装的监管码。

6. 使用出库

（1）使用场景：日常接种结束后，疫苗经扫码接种后可自动出库，无需人工操作；针对非疫苗无法扫码接种出库的情况，可以在政采云平台新增【使用出库单】（非疫苗商品包括注射器、稀释液、PPD、狂犬病人免疫球蛋白）。

（2）操作步骤：选择【出库管理】的【出库单管理】，点击右上角的【新增使用出库单】，选择"出库仓库"，添加需要出库的非疫苗商品。

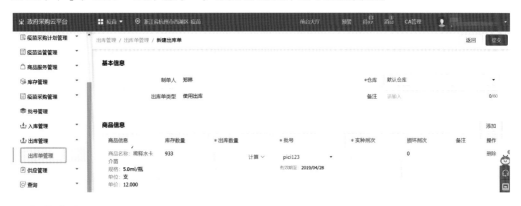

7. 退苗出库

（1）功能描述：接种门诊退苗出库到上级疾控。

（2）操作步骤：

1）在【供应管理】的【退苗单管理】中，点击右上角的【新增】，进行新增疫苗退苗单。

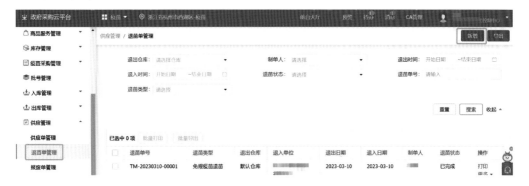

2）在新建退苗单界面，选择退苗退回的上级疾控，备注填写退苗原因，点击【添加】选择需要退苗的疫苗，点击【提交】，退苗单建立完成，状态为待确认出库状态。

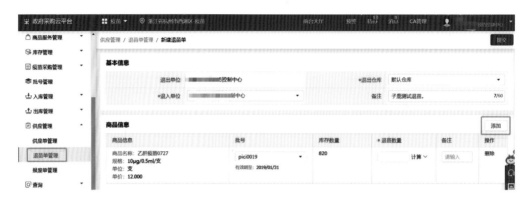

3）在【出库管理】的【出库单管理】中，找到刚刚生成的退苗出库单，点击【扫码出库】，进行扫码操作。

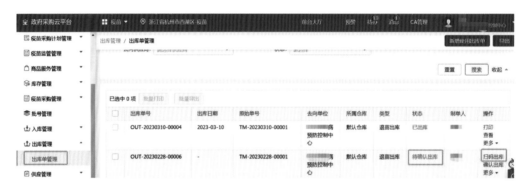

4）退苗出库单撤销：在接种门诊生成退苗出库单，状态为已出库时，若上级疾控未入库，则接种门诊可以在【退苗单管理】中进行撤销操作，监管码会回到该接种门诊下。

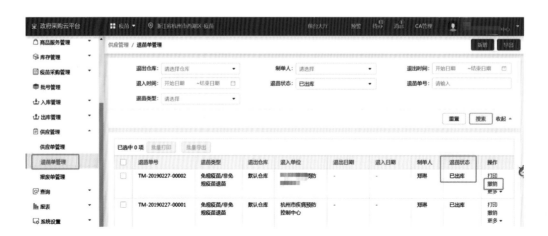

8. 报废出库

（1）功能描述：用于废弃疫苗的报废出库流程，接种门诊生成报废单并退回上级疾控。

（2）操作步骤：

1）在【供应管理】的【报废单管理】中，点击右上角的【新增】，进行新增疫苗报废单。

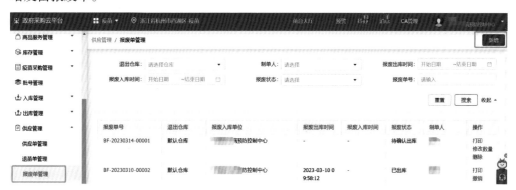

2）在新建报废单界面，选择报废退回的上级疾控，备注填写报废原因，点击【添加】选择需要报废的疫苗，点击【提交】，报废单建立完成，状态为待确认出库状态。

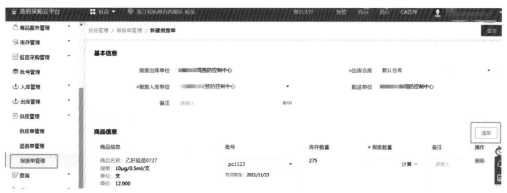

3）在【出库管理】的【出库单管理】中，找到刚刚生成的报废出库单，点击【扫码出库】，进行扫码操作。

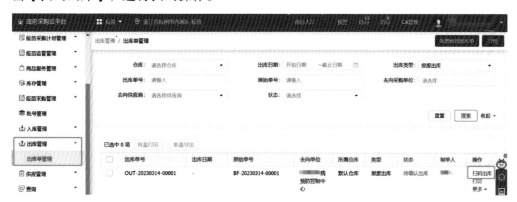

4）报废出库单撤销：在接种单位生成报废出库单，状态为已出库时，若上级疾控未进行报废入库，则接种单位可以在【报废单管理】进行撤销操作，监管码会回到该接种门诊下。

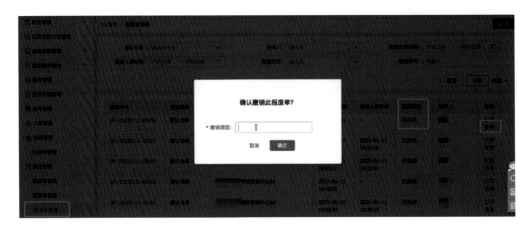

9. 查询功能

在【查询】板块中，可以使用【电子监管码查询】【在库信息查询】【出入库明细查询】【扫码接种使用率查询】等功能。

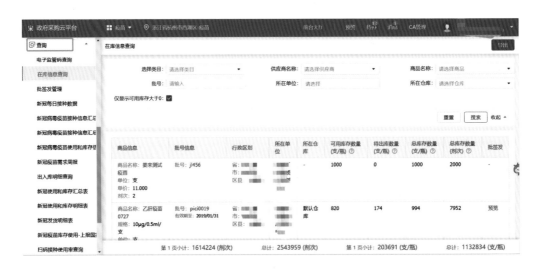

10. 报表功能

在【报表】板块中，可以进行【临期疫苗】【收发存汇总表】等报表的查询。

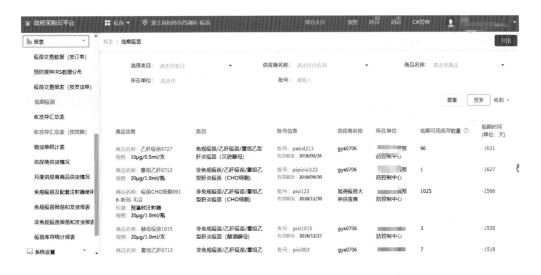

11. "其他出入库"功能的线上申请和审批流程

日常接种工作中由于操作错误、忘记扫码、最小包装被拆分、补录接种、系统故障等原因导致库存不平,需使用其他出入库功能将库存盘平时,要在政采云平台内线上进行流程申请。

(1)"其他出入库"限时功能的线上申请流程:

1)在【审批管理】的【限时功能申请管理】中,点击右上角的【新增】。

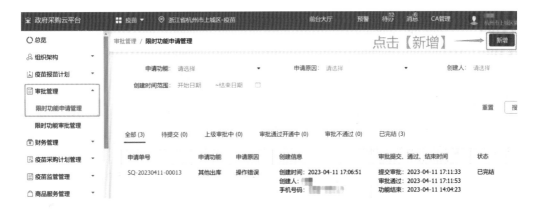

2)申请功能选择"其他出库"或"其他入库"。申请原因可选择"操作错误""忘记扫码""最小包装被拆分""补录接种""系统故障""疫苗破损/过期(无监管码)""其他"等原因。

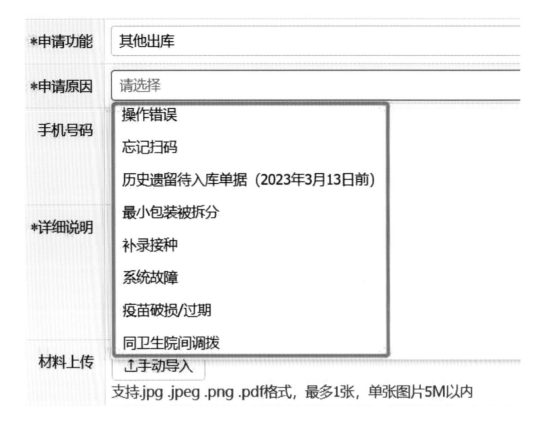

3）上级审批通过后会为填写的手机号发短信提醒，如不需要可删除默认手机号。"详细说明"为必填项，需填写该疫苗无法扫码的原因、问题发生说明等详细情况。同时应通过"材料上传"将相关证明上传。

手机号码	18888888888
	上级审批通过后，会有短信进行提醒，如果不需要，可以删除默认的手机号。 短信模板：【政采云】你好，您申请的其他入库功能/其他出库功能，已经审批通过，请在24小时内进行使用。逾期功能关闭
*详细说明	问题单号：DB-20220329-00001； 单号时间：2022年3月29日； 无法扫码原因：于2022年10月1日进行批号接种，目前疫苗包装已不存在，无法进行扫描，现申请手动收货功能，望批准。 98/500
材料上传	⬆手动导入 支持.jpg .jpeg .png .pdf格式，最多1张，单张图片5M以内

4）确认信息填写无误后点击【保存并提交上级审批】，然后点击【确定】。

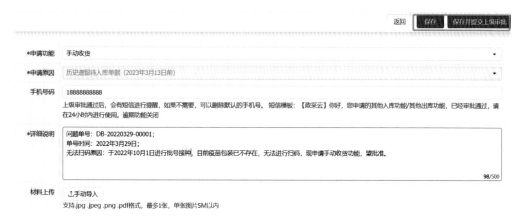

5）返回限时功能申请管理页面即可看到该申请单的相应状态，通过后必须于 24 小时内使用功能。审批通过后即可在【出库管理】/【入库管理】的【出库单管理】/【入库单管理】的右上角点击【新增】以新增其他出库/其他入库，使用其他出/入库权限。

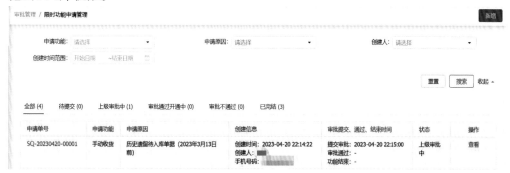

（2）其他出入库限时功能的线上申请审批流程：当下级机构申请其他出库/其他入库时，需上级疾控在线上进行审批，审批通过后自动开启相应功能的限时使用权限。

1）在【审批管理】的【限时功能审批管理】中，找到待审批的申请单。

2）查看相关申请原因和上传材料，并判断是否合规，点击【审批】。

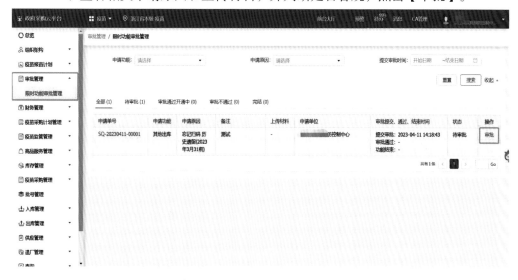

3）通过后申请机构自动开启相应功能，24小时后自动关闭，不通过则将申请单自行退回给申请机构。

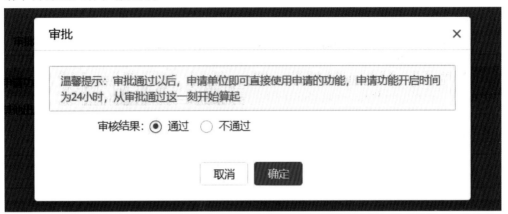

四、便民服务管理

1. 登录和运行环境

（1）使用卫生专网登录：http://59.202.53.66/user-login/#/login。

（2）账号密码：同政采云疫苗馆的账号密码。

2. 门诊信息维护及公告管理

（1）功能说明：维护门诊的名称、地址、号码等基础信息；设定成人建档及儿童预建档；发布重要公告等。

（2）菜单路径：【便民服务】—【门诊信息维护】。

（3）操作流程：

1）基础信息维护正确：门诊名称、门诊地址、固定电话号码维护正确。

2）SaaS化建设是否开启：门诊SaaS化建设选择"是"，则开启线上预约及建档；如果选为"否"则为关闭，关闭则无法进行成人在线建档及儿童在线预建档。

3）重要公告：用户线上预约疫苗时展示，可根据需要进行编辑。

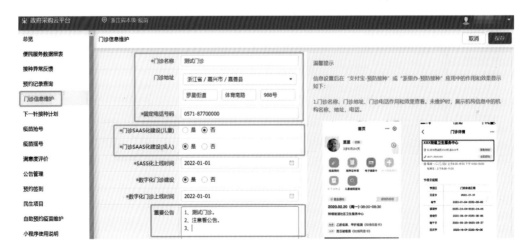

3.疫苗放号

（1）下一针接种计划设置：设置每周固定的接种日和疫苗类目。

1）进入"门诊接种日设置"页面，选择是否区分儿童／成人，勾选对应接种日。点击【修改】设置每天下一针可接种的疫苗种类。设置完成后，点击右上角的【保存】。

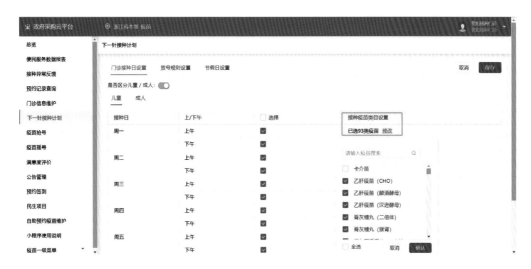

2）进入"放号规则设置"页面：可设置上／下午的接种时间范围，以及每个时间段的放号数量。

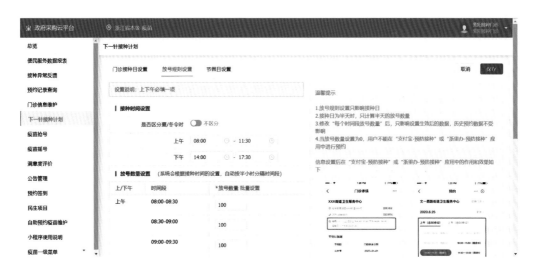

3）进入"节假日设置"页面：节假日设置完成后，系统会自动在已设置的接种日内排除节假日，即用户无法进行节假日的疫苗预约。

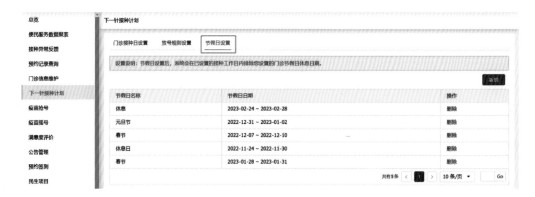

（2）疫苗抢号设置：接种门诊在该页面设置是否对用户开放特定疫苗并设置疫苗的放号数量和放号时间。设置完成后，用户可在用户端查询到该疫苗的信息并进行疫苗抢号。

1）进入疫苗抢号设置页面，点击切换"儿童／成人"标签页。

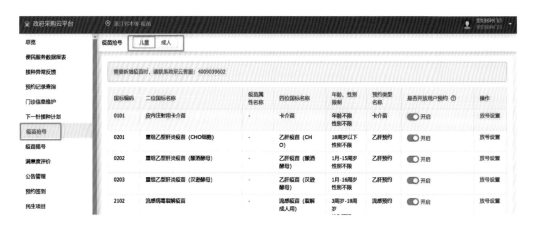

2）页面展示了所有可以进行线上预约的疫苗类目，选择想要进行线上放号的疫苗种类，点击【放号设置】设置该疫苗的线上放号数量，可以进行批量操作。

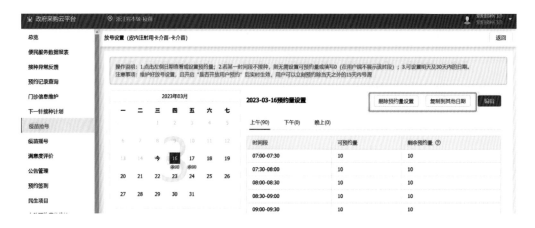

3）在设置完号源的疫苗后点击【开启】，开放该疫苗的用户预约。

（3）疫苗摇号设置：

1）新建活动：根据本次活动需求选择相应的疫苗"9价HPV疫苗"或"4价HPV疫苗"，九价HPV疫苗或四价HPV疫苗摇号对象均为9~45.5周岁的女性。

2）基础信息设置：

活动标题：xx街道九价／四价HPV疫苗摇号活动（第N期）。

活动主办单位和主办单位联系方式：会自动填入，可进行修改。

申请开始日期和申请截止日期：例如，设置开始日期为2022年1月25日，即25日0点开始符合要求的用户可以进行申请；设置截止日期为2022年1月27日，即25、26、27日用户可申请活动，27日晚24点申请通道关闭。注意：可不设置申请开始日期，不设置申请开始日期代表发布活动时，用户即可开始申请。

摇号开始日期：一般为申请截止日期的后一天，分为手动摇号（摇号当天需手动点击开始摇号）和系统自动摇号（系统将自动执行摇号，无需再手动点击摇号）。

预约截止日期：为中签用户预约接种时间的截止日期，如2022年1月28日摇号，预约截止日期设置为2022年1月30日，即中签用户在28、29、30这3天均可进行接种日期的预约操作。

接种单位：疾控发布活动可选择下级门诊，门诊发布活动仅可选择本门诊。

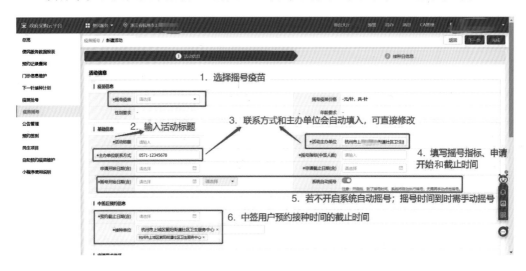

3）申请要求选择（三选一）：

用户诚信选择：目前有 6 项限制，即户口本、社保、医保、学生证、暂住证、居住证，根据门诊或疾控要求选择是否开启该限制，开启后用户必须选择其中一项才可以申请活动。

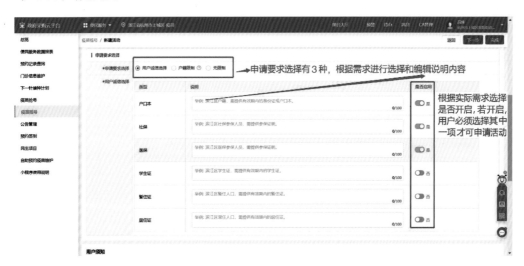

户籍限制：使用大数据管理局提供的户籍接口，通过用户的身份证号判断其户口所在地。注意：开启该渠道仅限制户籍，其他条件不可申请。

无限制：任何用户均可申请。

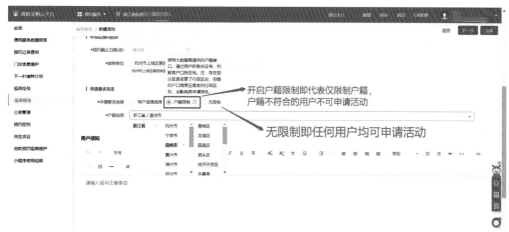

4）用户须知：强制用户阅读 10 秒的内容；设置好后点击【下一步】进行接种日信息的编辑。该内容可根据实际情况进行修改。

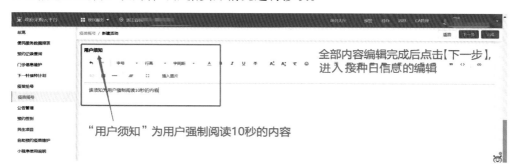

【用户须知】模板

> 注意事项：
>
> 1. 预约对象为 9~45 周岁女性（非妊娠期或哺乳期），本次预约限浙江省户籍及浙江省常住人口。如为浙江省常住人口的需提供：本人身份证＋本人浙江省居住证满 3 个月，或者提供最近连续 3 个月浙江省住房公积金、社保缴纳证明等三者任一，不符合条件者请勿报名。
>
> 2. 九价 HPV 疫苗与新冠疫苗不能同时接种，两种疫苗间隔时间至少 14 天以上。
>
> 3. 一个身份证只能预约成功一次，仅限本人实名账号预约，不可代约，预约成功后不可转让。
>
> 4. 预约接种日期成功后，未按照预约时间前来接种的情况，不论何种原因均视作自动放弃资格，名额自动作废并且不可转让。
>
> 5. 预约接种当天下午 14:00-16:00，请务必携带本人身份证、本人浙江省居住证，或者提供最近连续 3 个月浙江省住房公积金、社保缴纳证明三者任一，并出示预约成功短信（验证身份）到门诊一楼综合服务中心进行现场审核，接种实行医生开单一针付一次费。
>
> 地址：xxxxxxxx。
>
> 接种时间：14:00-16:30（2022 年 8 月 26 日、9 月 2 日、9 月 9 日）。

5）接种日信息设置：点击【编辑】进行接种日时间及人数的设置，设置好后会提示满足活动发布条件，点击【完成】。

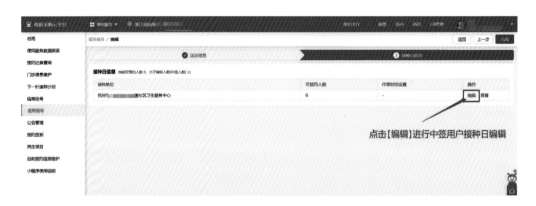

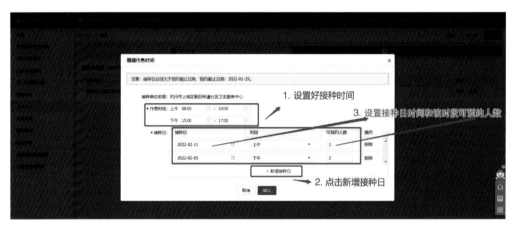

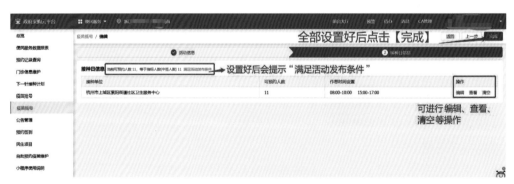

6）发布活动：设置好并认真审核所有内容后，点击【发布活动】即可。发布活动后仅可对活动标题、主办单位、主办单位联系方式进行修改，请仔细审核内容后再发布。发布后用户即可进行活动申请。

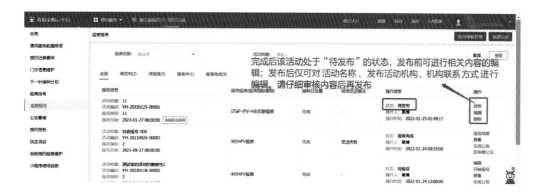

7）开始摇号：摇号分两种，第一种手动摇号，第二种自动摇号。手动摇号需自己点击【开始摇号】，自动摇号无需点击。摇号结束会自动给中签用户发送中签短信提醒预约接种时间，用户到时间接种即可，摇号活动流程完毕。中签用户未预约或取消中签，累计两次即加入黑名单 6 个月，不可拉出黑名单。

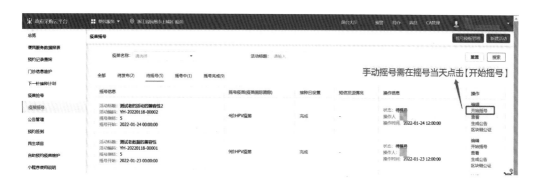

4. 预约记录查询

功能说明：在【预约记录查询】内可以查询下一针预约记录、疫苗抢号预约记录、疫苗摇号预约记录的用户预约记录。

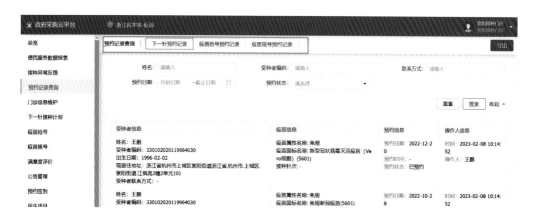

第三节 预防接种功能

一、登录和运行环境

（1）操作系统：WIN7 以上操作系统。

（2）浏览器：360 极速浏览器。

（3）网络环境：政务外网。

（4）网址：http://59.202.53.246:50041/EpiWebCloud/InteLogin/。

（5）登录：账号登录和选择登录。

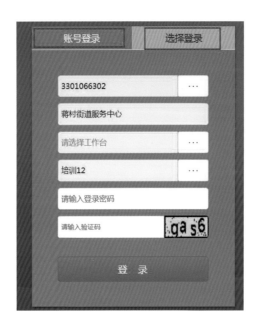

二、主页面操作

1. 人员管理

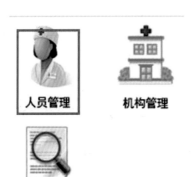

（1）人员新增。

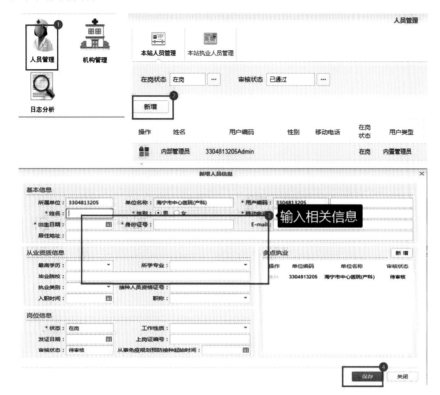

（2）账号授权。

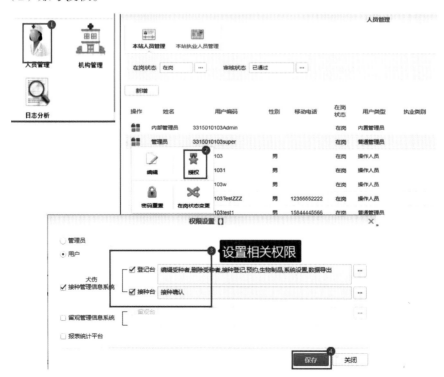

（3）密码重置。

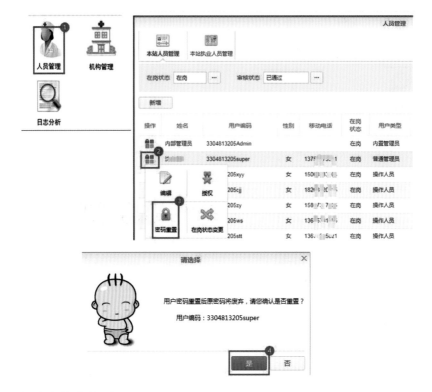

（4）在岗状态变更。

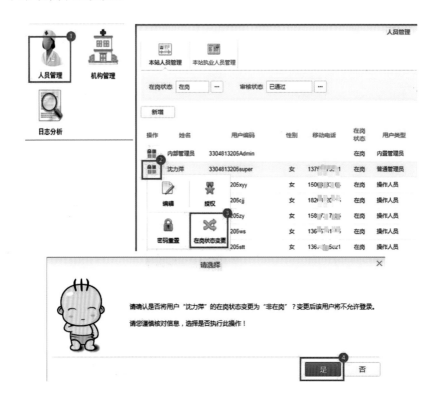

2. 机构管理

（1）机构信息编辑。

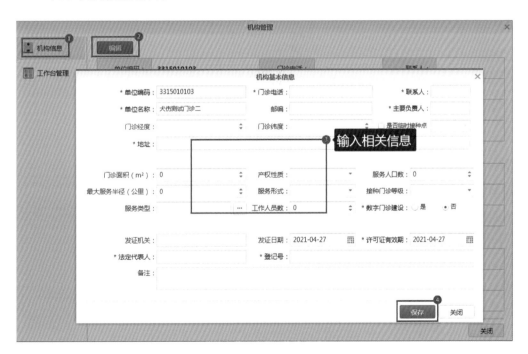

（2）工作台管理添加。

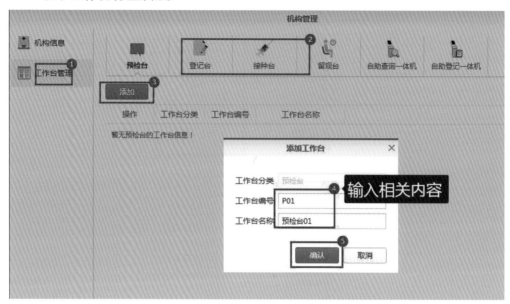

3. 日志分析

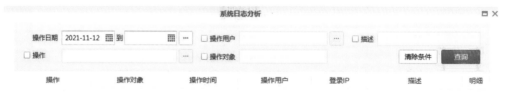

三、询问台介绍

1. 主要操作流程

预检台工作人员负责对受种者身体状况进行检查,确认可以接种后方可进入后续环节。

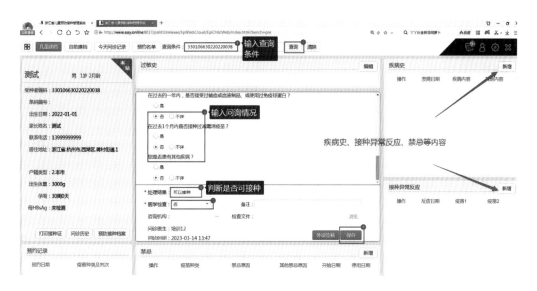

2. 建档和查询

（1）建档：对新生儿或系统中找不到的个案进行建档操作，也可在登记模块中操作。

（2）自助建档：家长在 APP 上自助登记的个案可以在此入口直接下载。

（3）今天问诊记录：查询今日的问诊记录。

（4）预约名单：家长在 APP 上进行的预约可以在此入口进行查询。

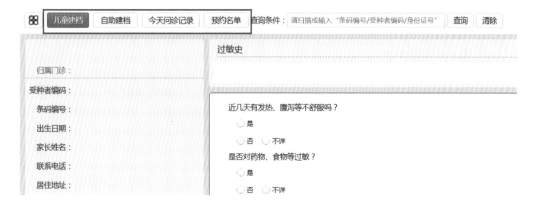

四、登记台介绍

1. 接种登记操作流程

登记台工作人员负责对受种者进行接种登记、告知，同时受种者或者其监护人进行告知书签字。

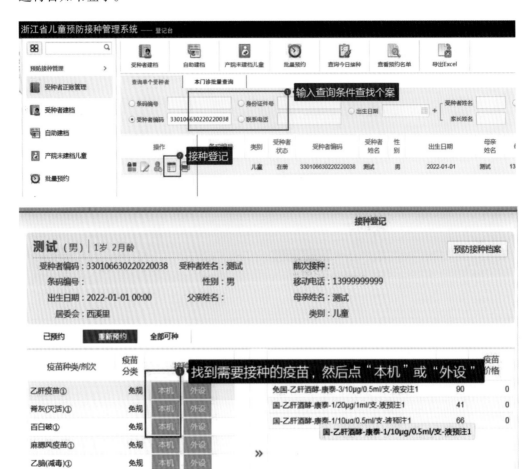

知情告知书【测试】

受种者信息

受种者姓名	测试
性别	男
出生日期	2022-01-01 00:00

疫苗信息

疫苗种类	乙肝疫苗
疫苗属性	国家免疫规划疫苗
接种用途	常规
产品信息	兔国-乙肝酒酵-康泰-3/... ⑥
疫苗制品	乙肝疫苗（酿酒酵母）
生产企业	深圳康泰
疫苗价格	0
服务费	0
储运费	0

父母信息

家属关系	本人 ⑦
其他	

接种知情同意书

乙型肝炎疫苗接种告知书

【疾病简介】 乙型肝炎是由乙型肝炎病毒感染引起的以肝脏病变为主的传染病，乙肝病毒可以通过母婴、血和血液制品、破损的皮肤黏膜及性接触传播。我国是乙肝大国，疾病负担严重，乙肝预防十分重要。围生（产）期传播是母婴传播的主要方式，多为分娩时接触乙肝病毒阳性母亲的血液或体液传播，因此应及时接种乙肝疫苗。

【疫苗种类】 目前，可以预防乙型肝炎的疫苗有如下几种：

疫苗种类	疫苗分类
重组乙型肝炎疫苗（汉逊酵母）	免疫规划疫苗（免费）
重组乙型肝炎疫苗（酿酒酵母）	非免疫规划疫苗（自费）
重组乙型肝炎疫苗（CHO细胞）	非免疫规划疫苗（自费）

请您认真阅读附后的接种疫苗告知内容，如需了解更多信息，请查看疫苗说明书；请如实回答受种者的健康状况和接种禁忌询问，如有疑问请咨询接种医生。

⑧ **家长签字** 取消

知情同意书签字

重组乙型肝炎疫苗（汉逊酵母）	免疫规划疫苗（免费）
重组乙型肝炎疫苗（酿酒酵母）	非免疫规划疫苗（自费）
重组乙型肝炎疫苗（CHO细胞）	非免疫规划疫苗（自费）

请您认真阅读附后的接种疫苗告知内容，如需了解更多信息，请查看疫苗说明书；请如实回答受种者的健康状况和接种禁忌询问，如有疑问请咨询接种医生。

我已了解以上事项，我（我的孩子）身体健康，符合接种条件，同意接种下面第 1 种疫苗。

1. 重组乙型肝炎疫苗（酿酒酵母）

告知询问医生签名：培训12

接 种 单 位：蒋村街道社区卫生服务中心

签 核 日 期：2023 年 3 月 14 日

监护人签名：

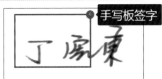

⑨ 手写板签字

⑩ **确认** 擦除 返回

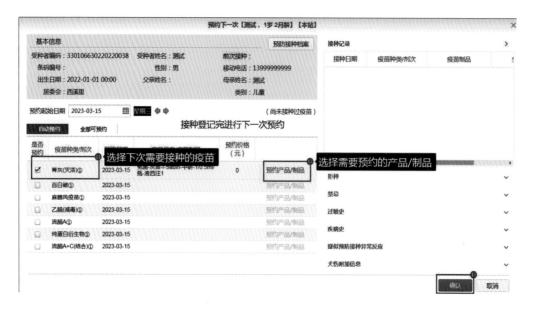

2. 预防接种管理

（1）受种者正账管理：可根据查询条件查找个案。

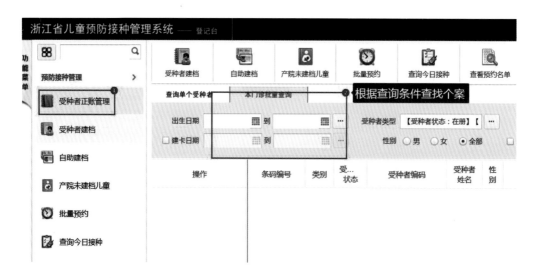

（2）受种者建档：对新生儿或系统中找不到的个案进行建档操作，也可在询问台操作。

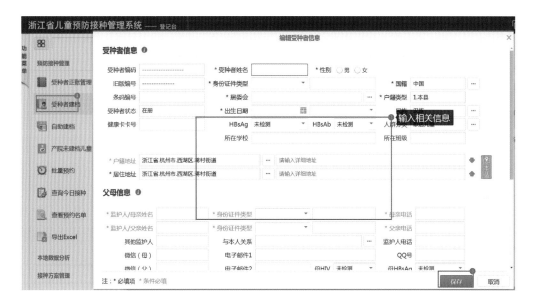

（3）自助建档：对家长在 APP 上自助建档的个案进行查询建档。

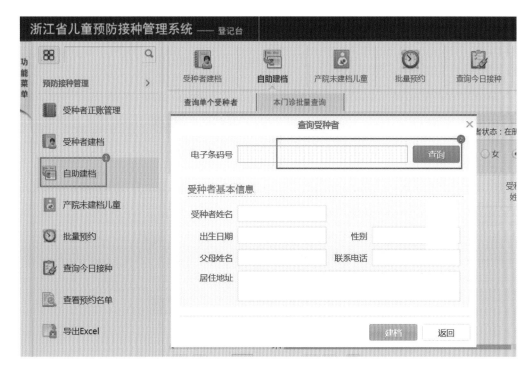

（4）产院未建档儿童：对产院推送过来的受种者个案进行建档。

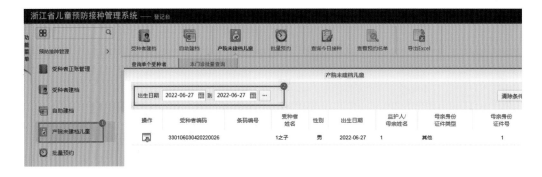

（5）批量预约。

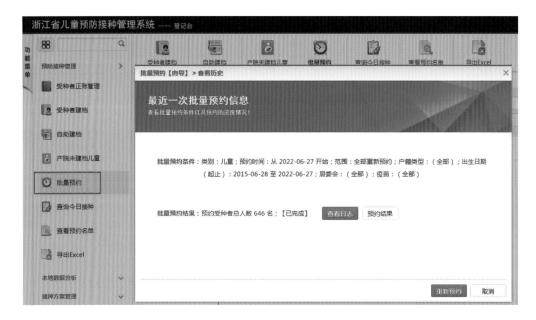

（6）查询今日接种。

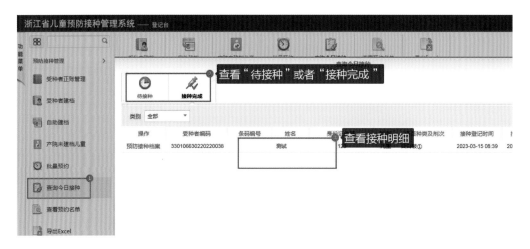

（7）导出 Excel。

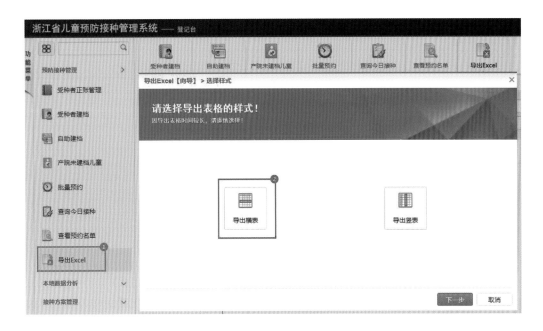

3. 本地数据分析

（1）门诊接种管理：输入查询条件进行受种者个案查询或批量查询。

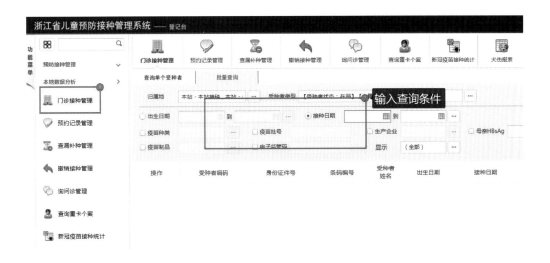

（2）预约记录管理：查询预约情况。

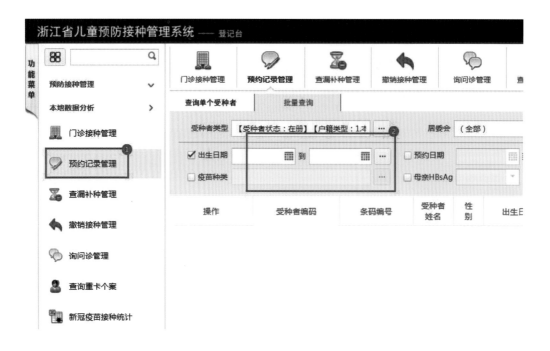

（3）查漏补种管理：查询本门诊到期未接种个案。

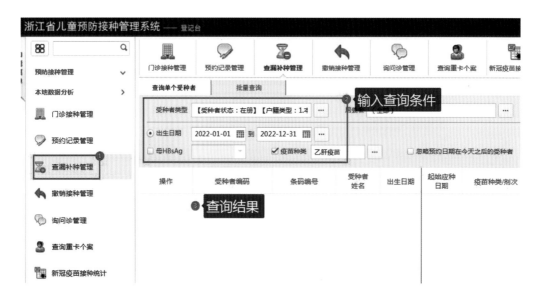

（4）撤销接种管理：查询本门诊撤销接种记录。

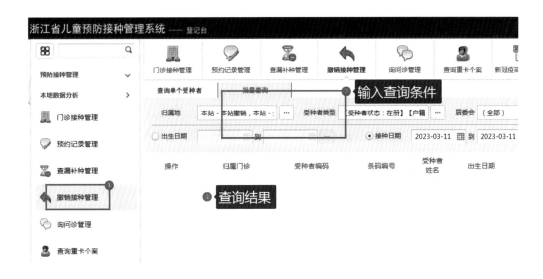

（5）询问诊管理：查询本门诊询问诊记录。

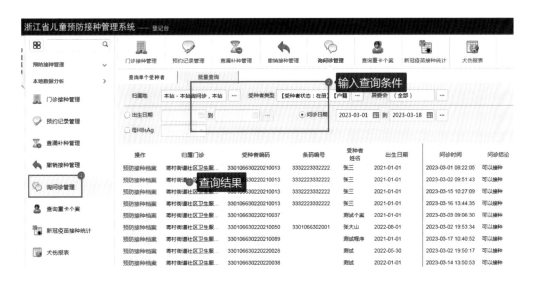

（6）查询重卡个案：处理需要本门诊处理的重复个案。

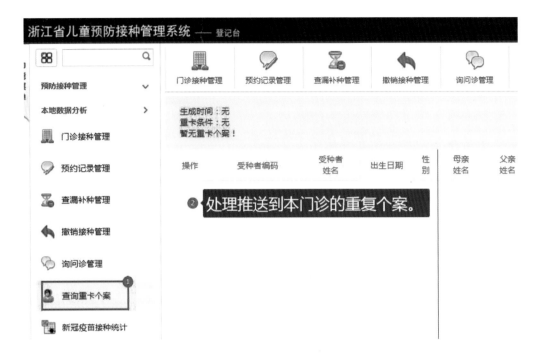

（7）新冠疫苗接种统计。

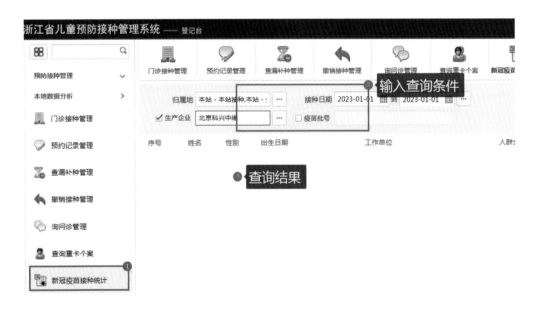

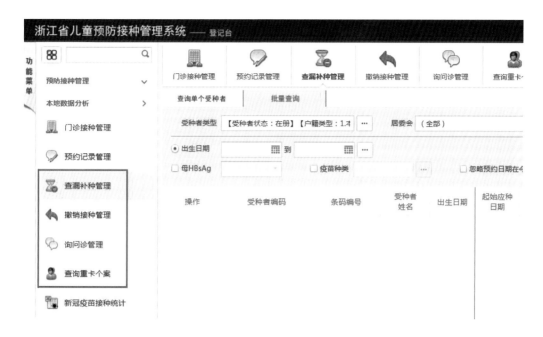

4. 接种方案管理

（1）儿童接种方案。

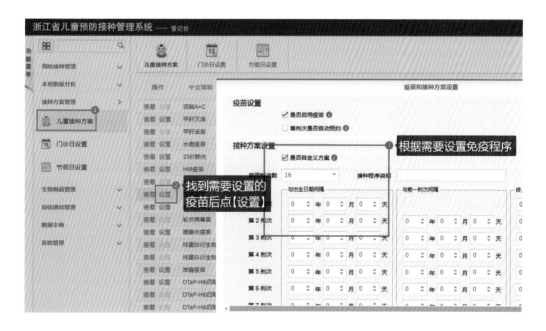

（2）门诊日设置。

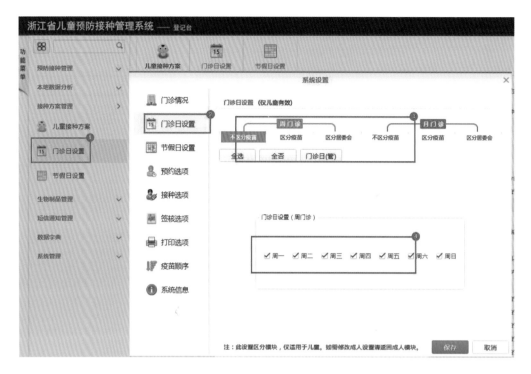

（3）节假日设置。

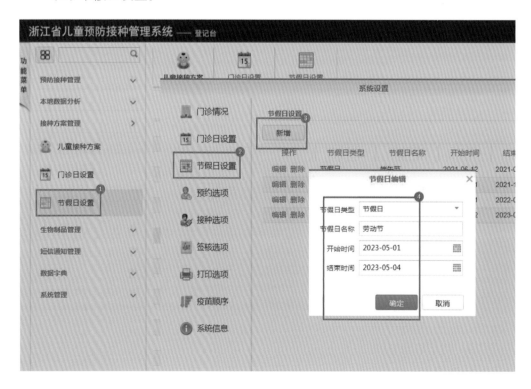

5. 生物制品管理

（1）批号库存查看：可查看剩余可用电子监管码。

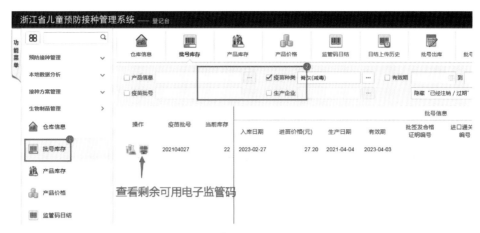

查看剩余可用电子监管码

（2）产品价格设置：用于设置疫苗价格和服务费。

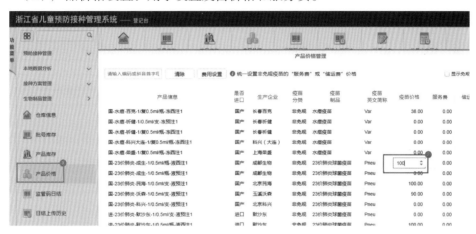

（3）监管码日结：可核对当日疫苗使用明细。

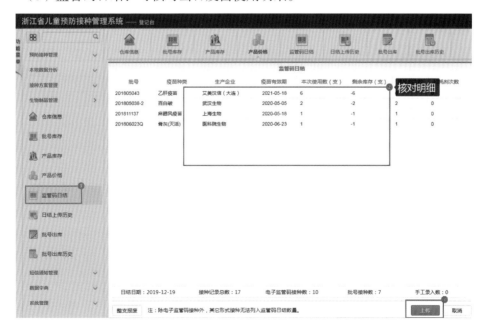

（4）日结上传历史查看。

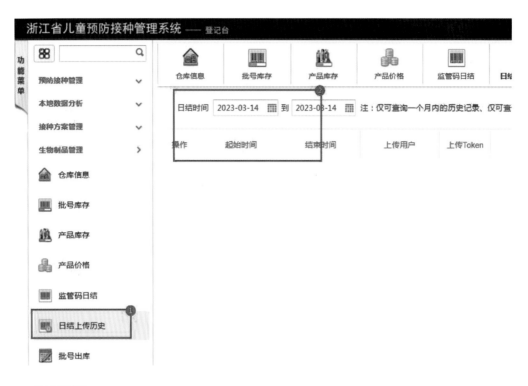

6. 系统设置

（1）系统设置：门诊情况、预约选项。

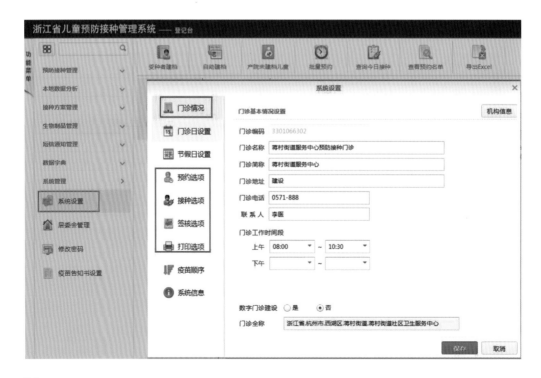

（2）居委会管理：对辖区居委会信息进行维护。

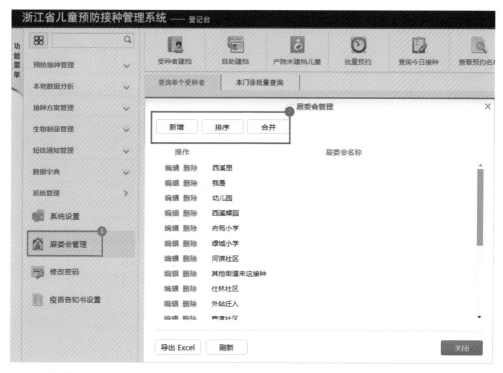

（3）修改密码。

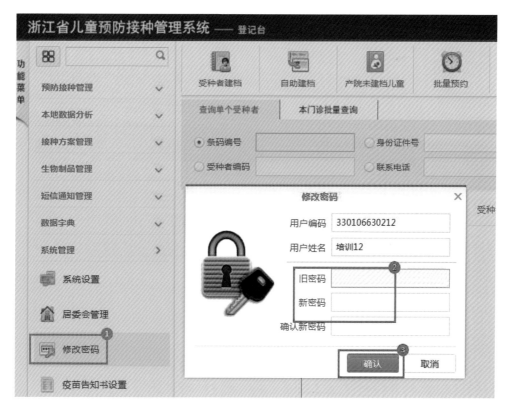

（4）疫苗告知书设置：可选择需要保留的疫苗告知书。

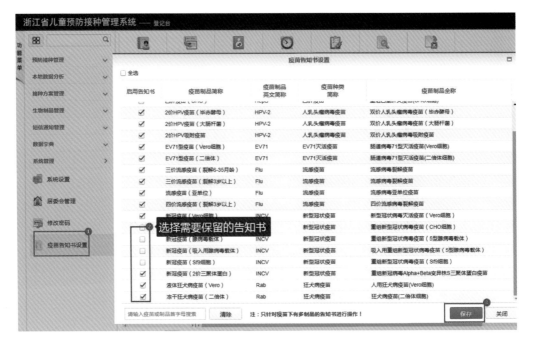

五、接种台介绍

（1）扫码接种流程介绍：接种台工作人员负责对受种者进行扫码接种。建议通过使用身份证读卡器读取身份证信息或扫描接种证条码查询个案，确保个案信息与受种者一致。

所有疫苗接种前均须扫描输入疫苗电子监管码，落实"三查七对一验证"，确认信息无误，由受种者或其监护人签字后方可进行接种操作。

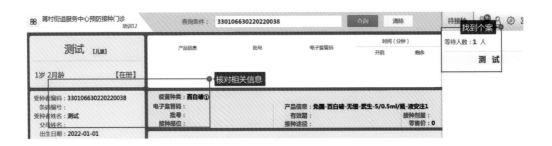

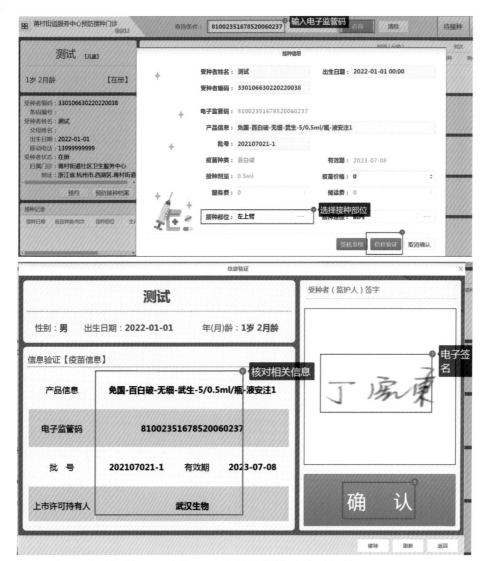

（2）撤销接种操作：此功能用于未接种前撤销接种操作。

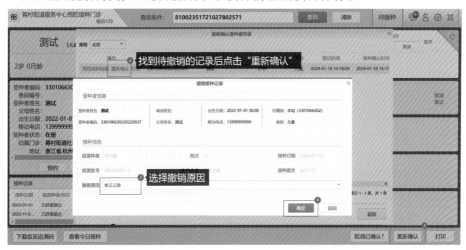

（3）下载电子监管码操作：当天如有新入库的疫苗，请在接种台左下角手动下载电子监管码。

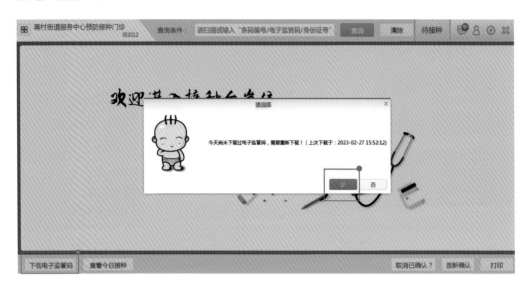

六、留观台

可查看接种对象信息的和剩余留观时间。

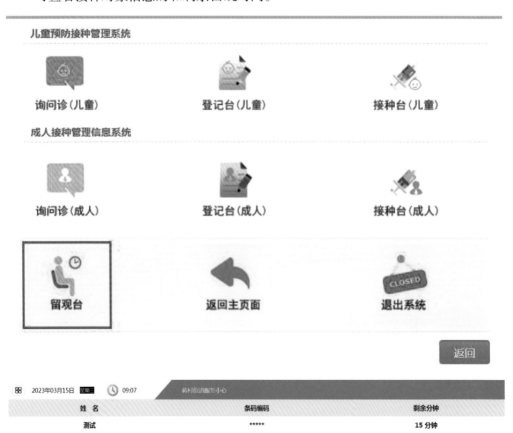

七、补录备案

　　扫码接种是《中华人民共和国疫苗管理法》的要求，所有的疫苗接种均应实现全程电子追溯，并保证我省预防接种数据档案质量。在实际工作中如确实因特殊情况无法实现实时扫码接种时，需报告辖区疾控中心进行报备申请，获得批准后才可使用补录功能进行相关接种信息的录入，在接种完成后当日形成纸质备案表留档备查。

　　（1）接种记录补录审核机制。

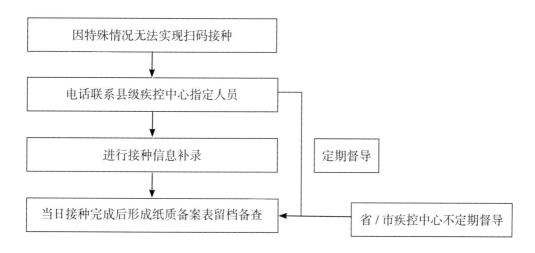

　　（2）系统补录步骤：在 SaaS 系统点击【登记台】—【受种者正账管理】—【编辑】—【接种记录】—【接种信息编辑】，依次核实录入以下信息：疫苗种类、疫苗属性、接种用途、疫苗制品、疫苗批号、电子监管码、接种日期、接种医生、接种部位、接种途径、接种门诊。点击【保存】完成补录。

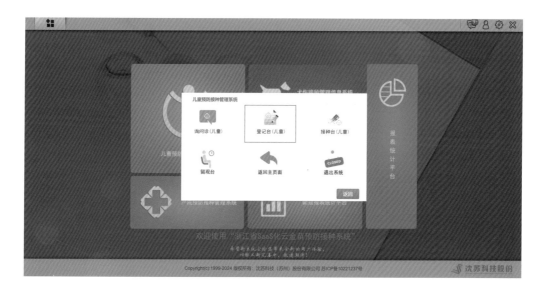

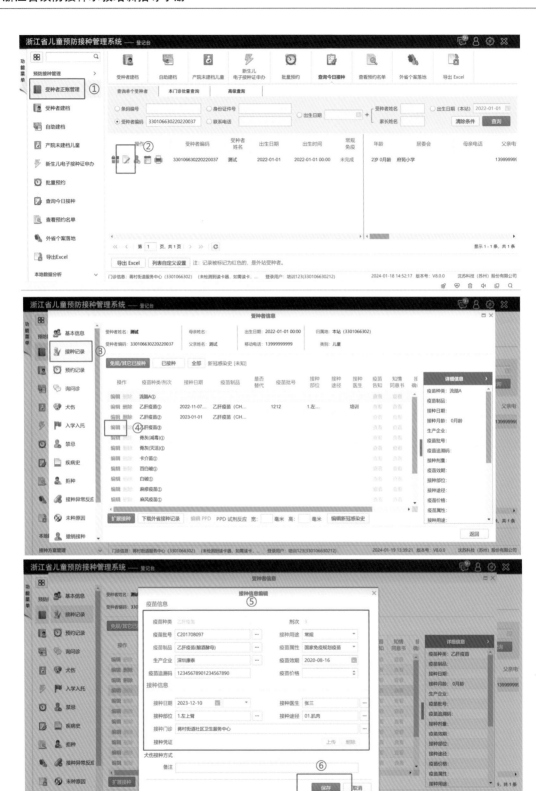

（3）补录完成后当日形成纸质备案表留档备查。

第六章
疫苗和注射器管理

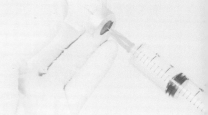

第一节　疫苗和注射器管理

（1）严格执行《中华人民共和国疫苗管理法》《中华人民共和国传染病防治法》及其实施办法、《中华人民共和国药品管理法》及其实施条例、《疫苗储存和运输管理规范》《预防接种工作规范》等有关规定。

（2）接种单位专职人员负责本单位的疫苗和注射器管理工作，按照疫苗的免疫程序、辖区应种人数、本辖区的免疫规划疫苗可预防疾病发病水平及疫情预测、人群免疫状况，以及群体性预防接种的安排、本年度年底预计库存量、含免疫规划疫苗成分的非免疫规划疫苗接种数量、单支疫苗剂次数、疫苗损耗系数，制订本辖区疫苗的年度使用计划，每月向辖区疾控中心上报合理的月度疫苗需求计划。

（3）严禁从非正常渠道采购各类疫苗制品。

（4）接种单位在接收疫苗时，应当索取疫苗调拨单、疫苗运输记录单、加盖疫苗上市许可持有人印章的批签发证明复印件或电子文件（加盖其印章的进口药品通关单复印件或电子文件）及本次运输、储存全过程温度监测记录或电子文档（从供货单位出库到收货单位入库）等资料，并核对本次疫苗的运输工具及冷藏方式、疫苗名称、疫苗上市许可持有人、规格、批号、有效期、数量、疫苗属性、启运和到达时间、启运和到达时的疫苗储存温度和环境温度、送／收疫苗单位等内容，核对无误后方可接收。上述资料保存至疫苗有效期满后不少于 5 年备查。

（5）接种单位疫苗出入库应扫描追溯码，建立真实、准确、完整的购进、接收、储存、供应／配送记录并提供疫苗全程电子追溯信息。相关记录保存至疫苗有效期满后不少于 5 年备查。

（6）对验收合格的疫苗，按照不同的温度要求储存在相应的冷链设备内，按品种、批号、有效期分类码放。免疫规划疫苗、非免疫规划疫苗应在不同冷链设备中存放。卡介苗、近效期疫苗应当给予标记。疫苗摆放要整齐，采用冷库存放疫苗时，疫苗应置于货架上，保证与冷库地面、库墙留有一定距离。放置的疫苗不能正对冷风机或高于冷风机的高度，以免影响制冷效果或导致疫苗冻结。采用冰箱存放疫苗时，疫苗与箱壁之间应留有 1~2 cm 的空隙，疫苗不可放置在冰箱门内搁架上。过期、报废的疫苗不得继续放置在冷链设备中保存。

（7）疫苗分发遵循"先进先出，近效期先出"的原则，避免浪费。每个接种日结束后对当日疫苗的使用情况和损耗情况进行核查，记录疫苗损耗剂次数及损耗原因等，通过免疫规划信息系统上报。疫苗出入库的当日和每月底最后一个工作日开展本单位的库存盘点，确保日清月结、定期盘点，做到账、物相符。

（8）对存在包装无法识别、储存温度不符合要求、超过有效期等问题的疫苗，应逐级上报，填报疫苗报废审批表后，统一回收至县级疾控中心，由县级疾控中心统一销毁。疫苗报废审批表保存至疫苗有效期满后不少于 5 年备查。

（9）国家免疫规划疫苗接种用注射器由省级统一下发，只能用于免疫规划疫苗的接种，不得用于非免疫规划疫苗或其他用途。注射器储存时要注意防潮，并避免与挥发性、腐蚀性物品一起存放。接种单位按照疫苗出入库要求做好注射器的计划、接收、储存和分发使用。

（10）疫苗应当按照疫苗说明书与《疫苗储存和运输管理规范》的规定温度进行储存和运输。疫苗开启后应尽快使用，减毒活疫苗超过半小时、灭活疫苗超过 1 小时未用完（疫苗说明书另有规定除外），应将剩余疫苗废弃，按照医疗废物处置方法处理。

第二节　冷链系统管理

（1）建立健全冷链管理制度，接种单位要指定专人管理疫苗冷链设备，定期保养与维护，保证设备的良好状态。

（2）所有免疫规划冷链设备为贮存疫苗专用，任何单位和个人不得挪用，严禁存放过期、失效疫苗及其他无关物品。冷链设备的报废应按照国家相关标准推荐使用年限和国有资产管理规定等执行。

（3）建立健全冷链设备档案，填写"冷链设备档案表"，并通过免疫规划信息系统进行报告。对新装备或状态发生变化的冷链设备，应在变更后 15 日内通过免疫规划信息系统更新报告。

（4）冷链设备可配备不间断电源、双路供电或备用发电机组。冷链设备应安放在干燥、通风且避免阳光直射的专用房间内，每台设备安装专用接地插座(三相电源)，不可与其他设备或电器共用。一个房间安装 3 台以上冰箱时，应安装空调或排气风扇。冰箱应放置平整，避免震动。冰箱的上部和散热面要分别留有 30 cm、10 cm 以上的空间。

（5）储存疫苗的冷链设备须进行全过程定时监测，记录温度。普通冰箱、冷库须安装自动温度监测设备进行温度监测，记录的温度可代替人工记录。接种日储存疫苗的接种台冰箱可采用温度计分别于当日接种前和接种后进行手动测温并记录，温度计应放置在设备的中间位置，冰箱冷藏温度应控制在 $2℃ \sim 8℃$，冷冻室应控制在 $\leq -15℃$。温度记录保存至疫苗有效期满后不少于 5 年备查。

（6）冷链设备要定期进行保养、维护、校验，保持冷库、冰箱的清洁，冰箱蒸发器结霜厚度 ≥ 4 mm 时要及时除霜。冷藏箱（包）每次用后应清洗擦干后保存，冰排用后应及时送回冷冻室冻存。

（7）建立冷链管理应急预案，冷链设备出现故障、断电、疫苗储存温度异常时，应立即处理并做好记录。必要时，应及时将疫苗转移到其他设备单独存放，并按照《浙江省疫苗使用安全事件应急处置技术指导意见》规定执行，经评估不能使用的疫苗按照有关规定进行处置。

（8）领取或运送疫苗时须配备相应的冷藏设备（冷藏车、冷藏箱等），按照要求放置冻制好的冰排，疫苗瓶不能直接与冰排接触，防止冻结。每次使用应填写疫苗运输记录单，保存至疫苗有效期满后不少于5年备查。

第七章

疑似预防接种异常反应（AEFI）监测与处置

第一节　AEFI 监测报告

一、定　义

疑似预防接种异常反应（AEFI），是指在预防接种后发生的怀疑与预防接种有关的反应或事件。

严重 AEFI 是指有下列情形之一者：死亡、危及生命、需要住院治疗或延长住院治疗的时间、持续或显著的人体伤残/失能、先天性异常或出生缺陷（怀疑由受种者母亲妊娠期接种疫苗所致），以及如不干预或治疗可能出现上述所列情况的情形。一般需要采取住院治疗等措施，包括需要临床治疗的重度疾病。如怀疑与疫苗相关的过敏性休克、喉头水肿、紫癜、局部过敏坏死反应 [阿蒂斯（Arthus）反应]等变态反应性疾病，臂丛神经炎、吉兰–巴雷综合征、脑病、脑炎等神经系统疾病，疫苗株病原体感染导致的疫苗相关麻痹型脊髓灰质炎、卡介苗骨髓炎、全身播散性卡介苗感染等特定疾病，怀疑偶合发生的或者与接种差错、疫苗质量问题等相关的中毒性休克综合征、全身化脓性感染等疾病，以及由这些疾病导致的残疾和死亡。

群体性 AEFI 是指短时间内同一接种单位的受种者中，发生的 2 例及以上相同或类似临床症状的严重 AEFI；或短时间内同一接种单位的同种疫苗受种者中，发生相同或类似临床症状的非严重 AEFI 明显增多。

二、AEFI 报告

1. 报告范围

按照发生时限可以将 AEFI 报告范围分为：

（1）24 小时内：如过敏性休克、不伴休克的过敏反应（荨麻疹、斑丘疹、喉头水肿等）、中毒性休克综合征、晕厥、癔症等。

（2）5 天内：如发热（腋温 ≥ 38.6℃）、血管性水肿、全身化脓性感染（毒血症、败血症、脓毒血症）、接种部位发生的红肿（直径＞ 2.5 cm)、硬结（直径＞ 2.5 cm)、局部化脓性感染（局部脓肿、淋巴管炎和淋巴结炎、蜂窝组织炎）等。

（3）15 天内：如麻疹样或猩红热样皮疹、过敏性紫癜、局部过敏坏死反应（阿蒂斯反应）、热性惊厥、癫痫、多发性神经炎、脑病、脑炎和脑膜炎等。

（4）6 周内：如血小板减少性紫癜、吉兰 - 巴雷综合征、疫苗相关麻痹型脊髓灰质炎等。

（5）3 个月内：如臂丛神经炎、接种部位发生的无菌性脓肿等。

（6）接种卡介苗后 1~12 个月：如淋巴结炎或淋巴管炎、骨髓炎、全身播散性卡介苗感染等。

（7）其他：怀疑与预防接种有关的其他严重 AEFI。

2. 报告单位和报告人

医疗机构、接种单位、疾病预防控制机构、药品不良反应监测机构、疫苗生产企业、疫苗批发企业及其执行职务的人员，为 AEFI 的责任报告单位和报告人。

3. 报告程序

AEFI 报告实行属地化管理。责任报告单位和报告人发现属于报告范围的 AEFI（包括接到受种者或其监护人的报告）后，应当及时向受种者所在地的县级卫生行政部门、药品监督管理部门报告。发现怀疑与预防接种有关的死亡、严重残疾、群体性 AEFI 及对社会有重大影响的 AEFI 时，责任报告单位和报告人应当在发现后 2 小时内向所在地的县级卫生行政部门、药品监督管理部门报告；县级卫生行政部门和药品监督管理部门在 2 小时内逐级向上一级卫生行政部门、药品监督管理部门报告。

责任报告单位和报告人应当在发现 AEFI 后 48 小时内填写 AEFI 个案报告卡，向受种者所在地的县级疾病预防控制机构报告；发现怀疑与预防接种有关的死亡、严重残疾、群体性疑似预防接种异常反应及对社会有重大影响的 AEFI 时，在 2 小时内填写 AEFI 个案报告卡或群体性 AEFI 登记表，以电话等最快的方式向受种者所在地的县级疾病预防控制机构报告。县级疾病预防控制机构经核实后，立即通过全国预防接种信息管理系统进行网络直报。各级疾病预防控制机构和药品不良反应监测机构，应当通过全国预防接种信息管理系统实时监测 AEFI 报告信息。

对于死亡或群体性 AEFI，同时还应当按照《突发公共卫生事件应急条例》的有关规定进行报告。

第二节　调查诊断处置流程

一、调查诊断

1. 核实报告

县级疾病预防控制机构接到 AEFI 报告后，应核实 AEFI 的基本情况、发生时间和人数、主要临床表现、初步临床诊断、疫苗预防接种等，完善相关资料，做好深入调查的准备工作。

2. 组织调查

除明确诊断的一般反应（如单纯发热及接种部位红肿、硬结等）外的 AEFI 均需调查。省级、设区的市级和县级疾病预防控制机构应当成立预防接种异常反应调查诊断专家组，负责预防接种异常反应调查诊断。调查诊断专家组由流行病学、临床医学、药学等多学科专家组成。疾病预防控制机构、药品不良反应监测机构的人员，不进入预防接种异常反应调查诊断专家组。

县级疾病预防控制机构对需要调查的 AEFI，应当在接到报告后 48 小时内组织开展调查，收集相关资料。在调查开始后 3 日内初步完成 AEFI 个案调查表的填写，并通过全国预防接种信息管理系统进行网络直报。

怀疑与预防接种有关的死亡、严重残疾、群体性 AEFI 及对社会有重大影响的 AEFI，由市级或省级疾病预防控制机构在接到报告后立即组织预防接种异常反应调查诊断专家组进行调查。对于死亡或群体性 AEFI，同时还应当按照《突发公共卫生事件应急条例》的有关规定进行调查和报告。

3. 资料收集

（1）临床资料：了解患者的既往预防接种异常反应史、既往健康状况（如有无基础疾病等）、家族史、过敏史，掌握患者的主要症状和体征及有关的实验室检查结果、已采取的治疗措施和效果等资料。必要时对患者进行访视和临床检查。对于死因不明需要进行尸体解剖检查的病例，应当按照有关规定进行尸检。

（2）预防接种资料：疫苗供应渠道、供应单位的资质证明、疫苗批签发和购销记录；疫苗运输条件和过程、疫苗贮存条件和冰箱温度记录、疫苗送达基层接种单位前的贮存情况；疫苗的种类、生产企业、批号、出厂日期、有效期、来源（包括分发、供应或销售单位）、领取日期、同批次疫苗的感官性状；预防接种服务组织形式、预防接种现场情况、接种时间和地点、接种单位和预防接种人员的资质；知情或告知相关资料；预防接种实施情况、接种部位、途径、剂次和剂量、打开的疫苗存放时间；安全注射情况、注射器材来源、注射操作是否规范；接种同批次疫苗其他人员的反应情况、当地相关疾病发病情况等。

4. 撰写调查报告

对发生死亡、严重残疾、群体性 AEFI 或对社会有重大影响的 AEFI，疾病预防控制机构应当在调查开始后 7 日内完成初步调查报告，及时将调查报告向同级卫生行政部门、上一级疾病预防控制机构报告，并向同级药品不良反应监测机构通报。药品不良反应监测机构向同级药品监督管理部门、上一级药品不良反应监测机构报告。县级疾病预防控制机构应当及时通过全国预防接种信息管理系统上报初步调查报告。

调查报告包括：对 AEFI 的描述、诊断、治疗及实验室检查，疫苗和预防接种组织实施情况，发生 AEFI 后所采取的措施、原因分析；对 AEFI 的初步判定及依据；

撰写调查报告的人员、时间等。

5. 病例诊断

县级卫生行政部门、药品监督管理部门接到 AEFI 报告后，对需要进行调查诊断的，交由受种者预防接种所在地的县级疾病预防控制机构组织专家进行调查诊断。死亡、严重残疾、群体性 AEFI 及对社会有重大影响的 AEFI，由受种者预防接种所在地的市级或省级疾病预防控制机构组织预防接种异常反应调查诊断专家组进行调查诊断。

AEFI 的调查诊断结论应当在调查结束后 30 天内尽早作出。调查诊断专家组应当依据法律、行政法规、部门规章和技术规范，结合临床表现、医学检查结果和疫苗质量检验结果等进行综合分析，得出调查诊断结论，出具预防接种异常反应调查诊断书。

调查诊断怀疑引起 AEFI 的疫苗有质量问题的，应及时向药品监督管理部门提交。药品监督管理部门负责组织对相关疫苗质量进行检验，并出具检验结果报告。药品监督管理部门或药品检验机构，应该及时将疫苗质量检测结果向相关疾病预防控制机构反馈。

任何医疗单位或个人均不得作出预防接种异常反应诊断。

经过调查诊断分析，将 AEFI 按发生原因分为以下 5 种类型：

（1）不良反应：合格的疫苗在实施规范预防接种后，发生的与预防接种目的无关或意外的有害反应，包括一般反应和异常反应。

　　1）一般反应：在预防接种后发生的，由疫苗本身所固有的特性引起的，对身体只会造成一过性生理功能障碍的反应，主要有发热和局部红肿，同时可能伴有全身不适、倦怠、食欲缺乏、乏力等综合症状。

　　2）异常反应：合格的疫苗在实施规范预防接种过程中，或者实施规范预防接种后造成受种者身体组织器官、功能损害，相关各方均无过错的药物不良反应。

（2）疫苗质量事故：由于疫苗质量不合格，接种后造成受种者身体组织器官、功能损害。

（3）预防接种事故：由于在预防接种实施过程中违反预防接种工作规范、免疫程序、疫苗使用指导原则、预防接种方案，造成受种者身体组织器官、功能损害。

（4）偶合症：受种者在预防接种时正处于某种疾病的潜伏期或前驱期，接种后巧合发病。

（5）心因性反应：在预防接种实施过程中或接种后，由受种者心理因素导致的个体或群体反应。

二、处置原则

（1）实施接种过程中或实施接种后出现受种者死亡、严重残疾或器官组织损伤等损害，属于异常反应或者不能排除的，依照《中华人民共和国疫苗管理法》有关规定给予补偿。

（2）当受种方、接种单位、疫苗生产企业对 AEFI 调查诊断结论有争议时，按照《预防接种异常反应鉴定办法》的有关规定处理。

（3）因疫苗质量不合格给受种者造成健康损害的，以及因接种单位违反预防接种工作规范、免疫程序、疫苗使用指导原则、预防接种方案给受种者造成健康损害的，依照《中华人民共和国药品管理法》《中华人民共和国疫苗管理法》及《医疗事故处理条例》的有关规定处理。

（4）建立媒体沟通机制，引导媒体对 AEFI 进行客观报道，澄清事实真相。开展与受种者或其监护人的沟通，对 AEFI 的发生原因和事件处置的相关政策进行解释和说明，做好预防接种异常反应科普知识的宣传，增进公众对疫苗安全性的信任。

第三节　常见不良反应的处置

一、一般原则

接种人员对较为轻微的全身性一般反应和接种局部的一般反应，可给予一般的处理指导；对接种后现场留观期间出现的急性严重过敏反应等，应立即组织紧急抢救。对于其他较为严重的 AEFI，应建议及时到规范的医疗机构就诊。

二、全身性一般反应

1. 临床表现

（1）少数受种者接种灭活疫苗后 24 小时内可能出现发热，一般持续 1~2 天，很少超过 3 天；个别受种者在接种疫苗后 2~4 小时即有发热，6~12 小时达高峰。接种减毒活疫苗后，出现发热的时间比接种灭活疫苗稍晚，如接种麻疹疫苗后 6~10 天可能会出现发热，个别受种者可伴有轻型麻疹样症状。

（2）少数受种者接种疫苗后，除发热症状外，还可能出现头痛、头晕、乏力、全身不适等情况，一般持续 1~2 天。个别受种者可出现恶心、呕吐、腹泻等胃肠道症状，一般以接种当天多见，很少超过 2~3 天。

2. 处置原则

受种者发热在 ≤ 37.5℃时，应加强观察，嘱其适当休息、多饮水，防止继发其他疾病。受种者发热 > 37.5℃或 ≤ 37.5℃并伴有其他全身症状、异常哭闹等情况时，应及时到医院诊治。

三、局部一般反应

1. 临床表现

（1）少数受种者在接种疫苗后数小时至 24 小时或稍后，局部出现红肿，伴疼痛。红肿范围一般不大，仅有少数人红肿直径＞ 30 mm，一般在 24~48 小时逐步消退。

（2）接种卡介苗 2 周左右，局部可出现红肿浸润，随后化脓，形成小溃疡，大多在 8~12 周后结痂（卡疤）。一般无需处理，但要注意局部清洁，防止继发感染。

（3）部分受种者接种含吸附剂的疫苗时，会因注射部位吸附剂未完全吸收而刺激结缔组织增生形成硬结。

2. 处置原则

红肿直径和硬结＜ 15 mm 的局部反应，一般无需任何处理；红肿直径和硬结在 15~30 mm 的局部反应，可用干净的毛巾先冷敷，出现硬结者可热敷，每日数次，每次 10~15 分钟；红肿和硬结直径≥ 30 mm 的局部反应，应及时到医院就诊。接种卡介苗出现的局部红肿不能热敷。

第四节　过敏性休克急救处置指导意见

1. 临床表现

（1）皮肤黏膜表现是最早出现的征兆：皮肤发红、瘙痒，广泛的荨麻疹，血管性水肿；喷嚏、水样鼻涕、声哑。

（2）消化道症状是皮肤病变在黏膜的表现：可以为腹痛、腹泻、呕吐，严重的可出现血性腹泻。

（3）呼吸道梗阻是最主要的死因：呼吸困难、发绀、非心源性肺水肿。

（4）循环衰竭：面色苍白、脉搏细弱、四肢厥冷，心动过速及晕厥常是心搏骤停前的主要症状。

（5）中枢神经系统：恐惧、烦躁、晕厥，甚至昏迷、抽搐。

（6）血液系统：血液浓缩、弥漫性血管内凝血（DIC）。

2. 严重过敏性休克反应的识别

（1）急性发生的皮肤黏膜表现，并有一项以下症状者：①呼吸循环表现，如声音嘶哑、喉头水肿、喘鸣、上呼吸道梗阻、支气管痉挛、呼吸急促、发绀、呼吸停止、辅助呼吸肌用力；②循环系统表现，如心动过速、低血压（休克）、心律失常、心搏停止。

（2）暴露于可疑过敏物后出现并有两项以上症状者：①皮肤黏膜表现，如皮肤发红、红斑、瘙痒、荨麻疹、血管神经水肿；②呼吸系统表现；③循环系统表现；④胃肠道表现，如恶心、呕吐、痉挛性腹痛、腹泻。

（3）暴露在明确已知过敏物后出现急性血压下降。

3. 预防接种后急性过敏反应急救流程

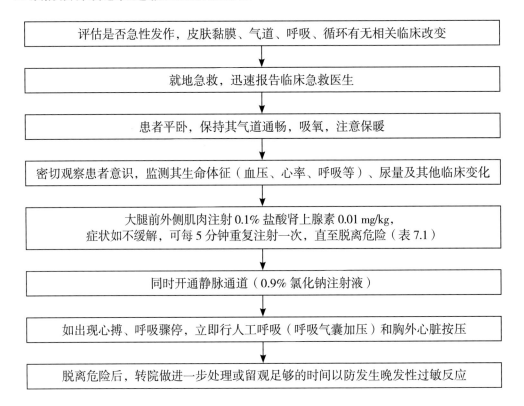

评估是否急性发作，皮肤黏膜、气道、呼吸、循环有无相关临床改变

就地急救，迅速报告临床急救医生

患者平卧，保持其气道通畅，吸氧，注意保暖

密切观察患者意识，监测其生命体征（血压、心率、呼吸等）、尿量及其他临床变化

大腿前外侧肌肉注射 0.1% 盐酸肾上腺素 0.01 mg/kg，症状如不缓解，可每 5 分钟重复注射一次，直至脱离危险（表 7.1）

同时开通静脉通道（0.9% 氯化钠注射液）

如出现心搏、呼吸骤停，立即行人工呼吸（呼吸气囊加压）和胸外心脏按压

脱离危险后，转院做进一步处理或留观足够的时间以防发生晚发性过敏反应

表 7.1　急救药品剂量快速查询表

年龄	肾上腺素（1 mg/1 mL）
＜ 6 岁	0.15 mL
6~12 岁	0.3 mL
≥ 12 岁	0.5 mL

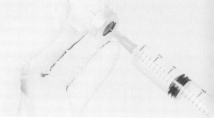

第八章
其他常规免疫规划工作

第一节　凭证入托、入学接种证查验

一、培训目标

通过学习入托、入学儿童预防接种证查验工作的内容、单位职责和工作流程等，使培训对象掌握在预防接种证查验工作中各自的职责和查验流程，掌握资料管理和指标要求，做好预防接种证的查验工作。

二、培训要点

（1）工作职责。
（2）查验单位和对象。
（3）查验疫苗种类。
（4）查验流程。
（5）资料管理。
（6）工作指标。

《中华人民共和国疫苗管理法》第四十八条规定：儿童入托、入学时，托幼机构、学校应当查验预防接种证，发现未按照规定接种免疫规划疫苗的，应当向儿童居住地或者托幼机构、学校所在地承担预防接种工作的接种单位报告，并配合接种单位督促其监护人按照规定补种。疾病预防控制机构应当为托幼机构、学校查验预防接种证等提供技术指导。儿童入托、入学预防接种证查验办法由国务院卫生健康主管部门会同国务院教育行政部门制定。

三、工作职责

（1）托幼机构和学校负责通知查验对象，儿童入托、入学时，要查验预防接种证；发现未按照规定接种免疫规划疫苗的，向儿童居住地或者托幼机构、学校所在地承担预防接种工作的接种单位报告；配合接种单位督促其监护人按照规定为儿童补种相应疫苗。

（2）接种单位负责收集辖区托幼机构和学校的基本信息；评价入托、入学儿童的预防接种完成情况；对漏证、漏种儿童开展补证、补种工作；开展预防接种查验工作的资料收集和报告。

（3）疾病预防控制机构为托幼机构、学校查验预防接种证等提供培训和技术指导;并指导接种单位做好入托、入学儿童接种完成情况的评估和补证、补种工作。

四、查验单位和对象

（1）查验单位：辖区内所有的托幼机构和学校等。

（2）查验对象：所有新入托、入学儿童，以及托幼机构和小学接收的转托、转学、插班儿童。

五、查验疫苗种类

根据国家和省级免疫规划疫苗的免疫程序和儿童年龄，确定需查验的疫苗种类和接种剂次数，替代接种含国家和省级免疫规划疫苗成分的非免疫规划疫苗，纳入国家和省级免疫规划疫苗接种情况查验。

六、查验流程

查验流程按照国务院卫生健康主管部门会同国务院教育行政部门制定的《儿童入托、入学预防接种证查验办法》执行。

（一）通知查验对象

托幼机构和小学每年通过新生入托、入学招生简章或报名须知等，通知入托、入学新生通过"浙里办"APP自助查验儿童预防接种情况，并在报名时携带"浙江省入托、入学预防接种证查验证明"。

1. 自助查验条件

（1）现管理单位属于浙江省的个案。

（2）受种者年龄≤15周岁。

（3）在"浙里办"的"便民服务"绑定儿童受种者。

2. 自助查验流程

（1）选择符合要求的儿童。

（2）点击"入学查验"。

（3）若已按要求接种，显示"查验通过"。

（4）可点击下载查验报告。

（5）若未按要求接种，显示"查验未通过"，并告知需补种的疫苗。

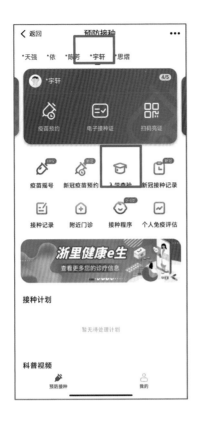

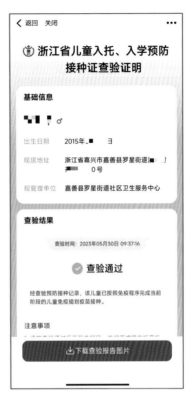

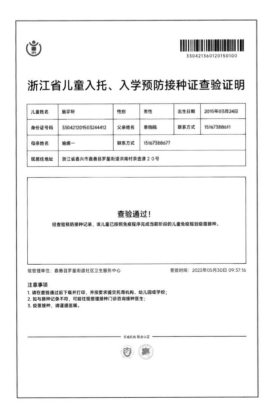

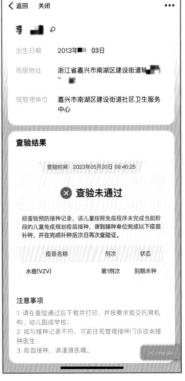

（二）通过"儿童入托入学预防接种证查验信息系统"进行查验，并通知家长及时携儿童前往就近接种门诊进行补种

1. 接种门诊端操作

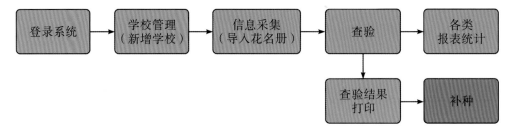

（1）登录 SaaS 系统→主页面→【查验出证】。

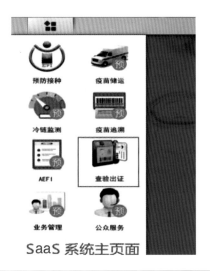

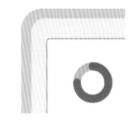

（2）在【学校管理】中新增学校。

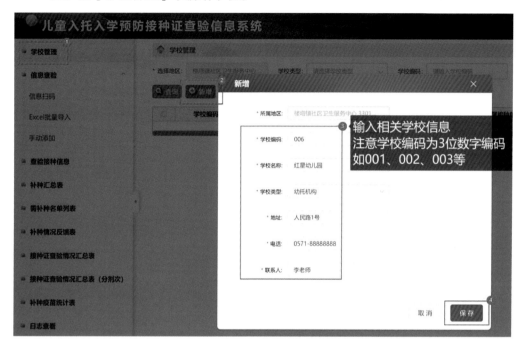

（3）学生信息采集：支持个案查询、批量导入查询和手动添加。

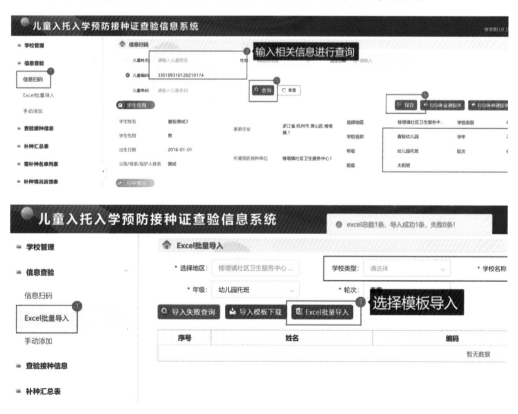

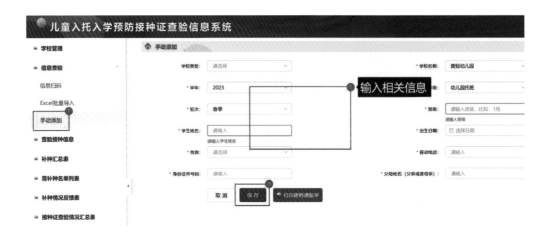

（4）生成查验结果并通知补种：查验结果显示为需补种儿童，可打印补种通知单，并反馈给学校及家长。

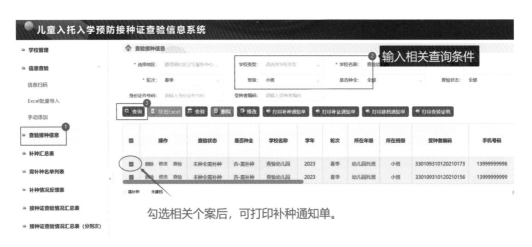

勾选相关个案后，可打印补种通知单。

（5）生成相关统计报表：包括查验预防接种信息明细、补种汇总表、需补种名单列表、补种情况反馈表、接种证查验情况汇总表、补种疫苗统计表等。

2. 学校端操作

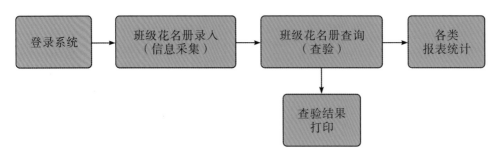

（1）登录学校查验系统：http://59.202.53.66:50092/NurNingBo/。登录账号及密码由门诊提供（接种门诊建立学校账号）。

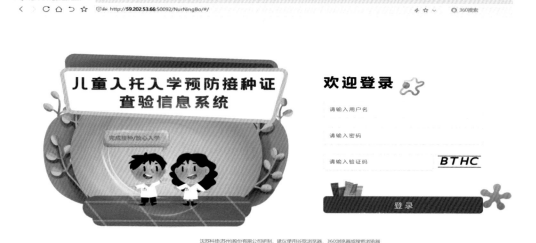

（2）学生信息采集：个案信息扫码、班级花名册录入或手动添加。

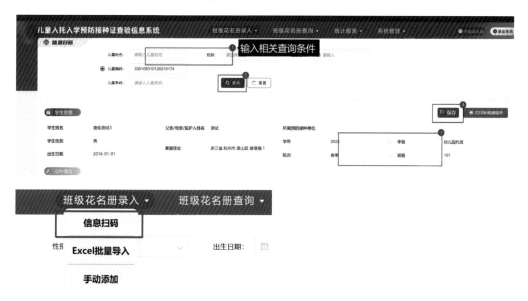

（3）生成查验结果并通知家长及时携儿童前往接种门诊补种。

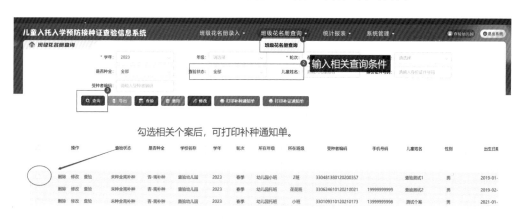

（4）生成统计报表：需补种名单列表、补种反馈表。

（三）疫苗补种

（1）由管理儿童的接种单位或托幼机构、学校所在地接种门诊负责补种，儿童所在学校做好催种工作。

（2）对于已完成补种的儿童，家长需再次登陆"浙里办"自助查验儿童预防接种情况，并将"浙江省入托、入学预防接种证查验证明"上交给学校老师。

七、资料管理

接种单位每年收集、汇总辖区托幼机构和学校填写的"入托、入学儿童预防接种证查验登记表"复印件，填写"儿童预防接种证查验、补种情况汇总表"，在次年年初规定时间前报至县级疾病预防控制机构。

八、工作指标

（1）以托育机构、幼儿园、小学为单位，预防接种查验率达100%。

（2）以托育机构、幼儿园、小学为单位，无证学生补证率达100%。

（3）以托育机构、幼儿园、小学为单位，儿童补种后免疫规划疫苗补种率≥90%。

第二节　流动儿童的预防接种管理

流动儿童是指户籍在外县或无户口,随父母或其他监护人在流入地暂时居住的儿童。

一、培训目标

掌握流动儿童预防接种管理政策和工作要求,保障流动儿童及时获得预防接种服务,预防、控制疫苗针对传染病的暴发与流行。

二、培训要点

(1)管理政策。
(2)工作职责。
(3)工作内容。
(4)流动儿童预防接种登记。

三、流动儿童预防接种管理政策

流动儿童的预防接种实行现居住地管理,流动儿童与本地儿童享受同样的预防接种服务。

四、工作职责

(1)疾病预防控制机构要做好流动儿童预防接种疫苗供应、冷链管理、咨询服务、疾病监测、接种质量评估、效果检测、接种率调查等业务工作,并定期对流动儿童的预防接种情况进行调查、考核和评价。

(2)预防接种单位负责管理本辖区内流动人口的预防接种工作,负责流动儿童预防接种的宣传、通知、接种、登记及接种资料上报工作。

五、工作内容

(1)县级疾控主管部门应协调村(居)民委员会公共卫生委员会,将掌握的流动儿童分布和流向信息与接种单位共享,以便接种单位掌握流动儿童情况为其提供预防接种服务。

(2)预防接种单位应一视同仁,提供与常住儿童同等的预防接种服务,不得以任何理由拒绝对流动儿童的预防接种服务。

(3)可在流动人口相对集中的地方,通过设置接种单位、增加服务频次和延长服务时间等方式,提供便利的预防接种服务。

(4)在暂住地居住＜3个月的流动儿童,由现居住地接种单位提供预防接种服务，并如实记录接种信息。在暂住地居住 ≥ 3 个月的流动儿童，由现居住地接种单位负责预防接种并迁入或建立预防接种档案，纳入常住儿童管理与评价，无预防接种证者需补办预防接种证。

（5）县级疾病预防控制机构指导接种单位每季度进行流动儿童主动搜索，必要时到流动人口集居地掌握流动儿童情况，并定期对流动儿童的预防接种情况进行调查、评价。接种单位对主动搜索到的适龄流动儿童，应及时登记，按规定迁入或建立预防接种档案；无预防接种证者需补办预防接种证，并及时接种或补种疫苗。

（6）预防接种单位对受种对象实施接种时，应当查验预防接种证，并做好记录。同时，将辖区内托幼机构、小学的流动儿童纳入入托、入学预防接种证查验对象范围，对未按照国家免疫规划程序完成预防接种的儿童及时给予补种。

（7）预防接种单位应做好本地外出儿童的管理，掌握儿童外出、返回期间的预防接种情况，及时更新预防接种档案变迁情况；可利用春节等节假日期间检查外出返乡儿童的预防接种情况，并给予查漏补种。

六、流动儿童预防接种登记

（1）在暂住地居住 ≥ 3 个月的流动儿童，由现居住地预防接种单位负责预防接种并建立预防接种档案，无预防接种证者需同时建立或补办预防接种证。在暂住地居住 < 3 个月的流动儿童，可由现居住地接种单位提供预防接种服务，并出具预防接种证明。

（2）预防接种单位应定期进行流动儿童主动搜索，掌握辖区内流动儿童的预防接种管理情况。对主动搜索到的适龄流动儿童，应当及时登记，按规定建立预防接种档案，无预防接种证者需补办建立或补办预防接种证，并及时接种或补种疫苗。

（3）预防接种单位应做好本地外出儿童的管理，掌握儿童外出、返回期间的预防接种情况，及时更新预防接种档案变迁情况；可利用春节等节假日期间检查外出返乡儿童的预防接种情况，并给予查漏补种。

第三节　预防接种率监测

以学校为单位，初三学生麻腮风疫苗加强免疫接种率 ≥ 95%。

第四节　初三学生含麻疹成分疫苗强化接种

一、培训目标

通过学习使培训对象掌握初三学生含麻疹成分疫苗加强免疫接种工作的内

容、资料管理和指标要求，以便构建长期、稳定的人群免疫屏障，加速推进消除麻疹工作。

二、培训要点

（1）接种对象和疫苗剂量。

（2）工作职责。

（3）工作指标。

（4）资料管理。

为提高人群免疫水平，加速推进浙江省消除麻疹工作，根据浙江省公共卫生工作委员会《关于印发浙江省落实国家消除麻疹策略十项措施的通知》（浙公卫〔2011〕2号）的要求，全省将初三学生麻风联合疫苗接种工作纳入省级常规加强免疫程序。

三、接种对象和疫苗剂量

从 2011 年开始，全省所有初三学生，不论其既往麻疹、风疹疫苗接种史及麻疹、风疹患病史，均每人接种 1 剂次含麻疹成分疫苗，剂量为 0.5 mL。

四、工作职责

（1）卫生行政部门要制定本地技术方案，加强培训指导，实行质量控制，同时要做好人力、物力组织和相关保障工作。

（2）教育部门负责辖区内学校对初三学生实施含麻疹成分疫苗加强免疫的管理工作，组织学校相关责任人（分管校长、校医、保健老师等）参加培训。

（3）疾病预防控制机构负责技术指导，着重做好预防接种人员及学校相关责任人（分管校长、校医、保健老师等）等人员的培训指导。及时做好疫苗、注射器的分配和分发工作；保持疫苗冷链系统运行良好，确保疫苗质量。

（4）相关学校要在卫生部门的指导下，负责应种对象的摸底登记、接种告知、宣传动员及接种组织等工作，设立临时接种点的学校要配合当地卫生部门做好接种点设置、应种学生的组织及接种现场的管理工作。

（5）预防接种单位负责辖区内初三学生含麻疹成分疫苗加强免疫的接种实施工作，指导辖区内各类高、中学校开展摸底登记、接种告知、宣传动员等工作。

（6）预防接种单位要与辖区内的学校建立双向联系制度，互相核对和反馈接种信息，避免漏种。

五、工作目标

以学校为单位，初三学生麻腮风疫苗加强免疫接种率 ≥ 95%。

六、资料管理

每年 10~11 月，学校按学籍填写"浙江省学校麻风疫苗加强免疫活动摸底与接种记录表"，接种单位填写"浙江省学校麻风疫苗加强免疫活动摸底与接种统计报表""浙江省学校麻风疫苗加强免疫疑似异常反应监测一览表"，在每年 12 月 15 日前报至县级疾病预防控制机构。

第五节　脊髓灰质炎、麻疹疫苗查漏补种

一、培训目标

通过学习使培训对象掌握脊髓灰质炎、麻疹疫苗查漏补种工作内容和指标要求，以便做好脊髓灰质炎、麻疹疫苗查漏补种工作。

二、培训要点

（1）对象和疫苗。
（2）工作职责。
（3）工作指标。
（4）资料管理。

三、对象和疫苗

1. 对　象

（1）摸底对象：4 周岁以下儿童。

（2）补种对象：①摸底对象中所有满 2 月龄未接种脊髓灰质炎疫苗，以及满 6 月龄未完成 3 剂次脊髓灰质炎疫苗接种或脊髓灰质炎免疫史不详者，凡无疫苗接种禁忌证者，均为脊髓灰质炎疫苗补种对象；②摸底对象中所有满 8 月龄未接种含麻疹成分疫苗，以及满 18 月龄未完成 2 针次含麻疹成分疫苗接种或麻疹免疫史不详者，凡无疫苗接种禁忌证者，均为麻疹疫苗补种对象。

2. 疫苗和补种

（1）脊髓灰质炎疫苗：按照 2、3、4、18 月龄分别接种 1 剂三价脊髓灰质炎灭活疫苗（IPV）进行补种。2023 年 7 月 1 日后，未完成第 3 剂次脊髓灰质炎疫苗接种的儿童按照现有免疫程序尽快补齐 4 剂次 IPV，已完成"2 剂次 IPV+1 剂次二价脊髓灰质炎减毒活疫苗（bOPV）"接种的儿童原则上按照原"2 剂次 IPV+2 剂次 bOPV"策略完成接种，如在 bOPV 不足时，可在满 18 月龄后用 IPV 作为第 4 剂次完成全程接种。对于补种后满 4 剂次脊髓灰质炎疫苗接种的儿童，可视为完成脊髓灰质炎疫苗全程免疫。

（2）麻疹疫苗：按照现有8月龄和18月龄各接种1剂次麻腮风疫苗免疫程序，完成含麻疹成分疫苗及后续疫苗补种。

四、工作职责

（1）疾病预防控制机构负责活动的具体实施，做好疫苗运输、分发、人员培训、技术指导等工作。

（2）镇（街道）、村（社区）负责活动的宣传发动，做好目标人群的主动搜索与登记。

（3）各预防接种单位负责对目标人群实施接种，规范开展异常反应监测与处理工作。

（4）预防接种单位要与属地镇（街道）、村（社区）建立双向联系制度，互相核对和反馈调查摸底情况、应种人员信息，避免漏种。

五、工作指标

（1）以镇（街道）为单位，目标儿童摸底登记率达100%。

（2）以镇（街道）为单位，目标儿童脊髓灰质炎、麻疹疫苗接种率达95%以上。

（3）以县（市、区）为单位，脊髓灰质炎、麻疹疫苗漏种对象的补种率达95%以上。

六、资料管理

查漏补种工作完成后，按方案要求及时进行资料汇总。

（1）预防接种单位：填写"浙江省脊灰疫苗查漏补种情况登记表"和"浙江省麻疹疫苗查漏补种情况登记表"，分别将数据汇总到"浙江省脊灰疫苗查漏补种情况汇总表"和"浙江省麻疹疫苗查漏补种情况汇总表"，并于规定时间上报至县级疾病预防控制中心。

（2）县级疾病预防控制中心：进行现场接种率快速评估，填写"浙江省脊灰麻疹疫苗查漏补种现场快速评估表"；分乡汇总"浙江省脊灰疫苗查漏补种情况汇总表"和"浙江省麻疹疫苗查漏补种情况汇总表"，完成"浙江省脊灰麻疹疫苗查漏补种快速评估汇总表"和本级查漏补种活动总结，于规定时间前报至市级疾病预防控制中心。

第六节　老年人流感疫苗接种项目

一、培训目标

通过学习使培训对象掌握老年人免费接种流感疫苗项目的实施对象、工作内容等，以便安全、规范、高效、有序开展老年人流感疫苗免费接种工作。

二、培训要点

（1）工作目标。

（2）接种对象。

（3）职责分工。

（4）工作内容。

流感疫苗接种是预防和控制流感最有效的措施，可以显著降低受种者罹患流感及流感相关并发症的风险。2020年起，浙江省政府将重点人群免费接种流感疫苗列入省政府民生实事项目。

三、工作目标

为重点人群提供一次流感疫苗免费接种服务，降低流感疾病负担和病死率，提高重点人群的健康水平和生活质量。

四、接种对象

具有浙江省户籍，年龄在70周岁以上，知情、自愿接种且无流感疫苗接种禁忌的老年人。

五、职责分工

（1）卫生行政部门负责辖区老年人免费接种流感疫苗项目工作的具体实施，成立领导小组、技术工作组和医疗救治组等组织体系，每个县（市、区）指定一家以上县级医院负责及时诊治疑似预防接种异常反应（AEFI）病例。

（2）属地政府负责项目宣传发动和接种对象预约登记，有计划地组织接种对象前往接种门诊接种，协助做好接种门诊现场管理、接种对象医学留观、接种异常反应处置等工作。

（3）疾病预防控制机构负责流感疫苗的供应与调配、项目技术培训与指导、疫苗接种信息监测及AEFI的报告、调查、处置等工作。

（4）各预防接种单位负责辖区内老年人流感疫苗接种工作的具体实施，按照《疫苗管理法》《预防接种工作规范》等要求，规范疫苗管理和预防接种服务工作，做好人员组织和培训、接种对象确认、资料汇总和上报、AEFI监测与处置等工作。

六、工作内容

1. 接种组织准备

（1）疫苗的供应和管理：项目所用疫苗作为免疫规划疫苗，专苗专用，由省级机构统一招标、采购和供应。疾病预防控制机构和预防接种单位在疫苗运输、储存过程中，要确保各环节疫苗全程冷链，规范疫苗的接收、储存、分发记录，按照《中华人民共和国疫苗管理法》有关规定妥善保存相关资料和记录。

（2）人员培训：在流感疫苗接种开始前，针对不同岗位人员开展相应内容的培训，疾病预防控制机构应做好接种实施的技术指导。

（3）宣传发动：围绕老年人接种流感疫苗政策及流行性感冒预防、流感疫苗效用与适用人群等开展宣传，提高社区居民对流行性感冒的认知度和主动接种疫苗预防疾病的意识。

2. 接种组织实施

（1）接种场所准备：接种场所设置、工作人员安排、冷链系统管理、信息化系统、AEFI 监测与处置等均需符合《预防接种工作规范》有关要求，提前做好接种后相关不良事件的防范和应对措施。

（2）社区发动：属地政府应做好目标人群的摸底登记，组织目标人群前往接种。

（3）规范接种服务：各预防接种单位按照《疫苗管理法》《预防接种工作规范》等要求，规范疫苗管理和预防接种服务工作。

3. 接种组织保障

（1）信息登记报告：使用浙江省预防接种信息系统成人接种模块完成受种者流感疫苗接种信息登记，确保可追溯核查。

（2）AEFI 的监测与处置：疾病预防控制机构和各预防接种单位应加强疫苗接种信息的监测和 AEFI 的报告、调查、处置等工作，接种现场严格落实医疗保障"四有"要求，确保 AEFI 和群体性心因性反应的及时识别、快速处置。

第七节　免疫规划报表管理

一、培训目标

掌握预防接种单位报表、资料内容、报告时限。

二、培训要点

（1）报表类型。
（2）报告时限。
（3）资料的分析与利用。
（4）资料管理。

三、报表类型

（1）人口资料：总人口数、≤ 18 岁年龄组人口数、出生率。
（2）预防接种单位基本资料：接种单位档案、预防接种人员资质等。
（3）预防接种资料：知情同意书、适龄儿童主动搜索登记表、儿童预防接种信息电子档案备份、查漏补种、强化免疫、接种率调查、接种率报表及儿童入托、入学接种证查验等资料。

（4）疫苗和注射器管理资料：疫苗和注射器使用计划、出入库记录、使用记录、报废记录等。

（5）冷链资料：冷链设备档案，疫苗储存、运输温度记录。

（6）监测资料：AEFI 监测、报告记录，免疫规划疫苗可预防传染病发病、死亡资料等。

（7）其他资料：文件、计划、总结、宣传教育、培训、专题调查、考核等资料。

（8）预防接种相关表格。

四、报告时限

1. 个案报告

（1）个案报告包括预防接种个案信息、免疫规划及疫苗针对疾病疫情信息（主要为传染病报告卡）、狂犬病暴露处置信息、AFEI 个案报告卡、预防接种档案等。

（2）免疫规划及疫苗针对传染病疫情信息，由预防接种单位或所属社区卫生服务中心（或医疗机构）按传染病报告及相关监测方案要求报告。

（3）免疫规划及疫苗针对疾病要求报告的病种主要为急性弛缓性麻痹、麻疹、流行性腮腺炎、乙型肝炎、流行性脑脊髓膜炎、乙型脑炎、白喉、百日咳、新生儿破伤风、甲型肝炎、风疹、水痘等。

（4）儿童预防接种个案信息通过信息系统实时报送，其他个案报告时限按照相关方案要求执行。

2. 月报告

（1）免疫规划疫苗常规接种情况报表。

（2）非免疫规划疫苗接种月报表。

（3）免疫规划针对疾病主动监测旬、月报表等。

3. 年度报告

（1）接种单位档案表、人口资料、接种单位基本信息等。

（2）免疫规划疫苗、非免疫规划疫苗和注射器需求计划。

（3）入托、入学儿童预防接种证查验、补种情况汇总表。

（4）免疫规划年报。

（5）冷链设备信息。

（6）免疫规划年度工作总结、接种率调查等资料。

4. 其他报告

其他群体性预防接种、应急接种、补充免疫、专题调查等资料，按照具体方案的要求进行报告。

五、资料的分析与利用

完成本级报表后，应对报表的内容进行审核，若发现存在逻辑、填写错误，应及时予以纠正。通过信息系统对资料进行分析、利用，及时掌握辖区内适龄儿童的接种率、接种及时率等情况。针对薄弱环节，利用多种方式开展主动搜索及查漏补种，确保工作指标的完成。

六、资料管理

（1）做好各种预防接种相关资料和工作记录的收集，按时整理，装订成册保存。实行档案化管理，各类文件资料应收集原件或复印件，分类归档，按文号或时间先后排序，各类数据库资料需随时备份保存并按保存年限要求管理。

（2）计算机客户端软件用户应做到专人、专机访问，本地计算机要安装杀毒软件，避免使用公共场所的计算机登录系统，确保网络环境安全。

（3）计算机要专人管理，所有用户信息均须采用真实信息，即实名制登记。建立用户时，信息管理系统使用人员不得将初始密码公开或告知除用户本人之外的其他人。用户在初次使用系统时，应立即更改初始密码。发现账号、密码已泄露或被盗用时，应立即采取措施，更改密码，同时向疾病预防控制机构报告。

（4）建立信息化资料查询、使用制度，不得随意修改、删除、导出数据，不可随意扩大数据使用范围。其他部门或机构查询涉及个人隐私的信息，如受种者预防接种信息资料，应经同级卫生健康主管部门批准。

（5）涉及个人隐私的信息，如儿童预防接种个案信息，未经同级卫生健康主管部门批准，不得向其他部门和人员提供。

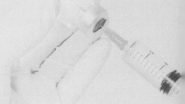

第九章
疫苗针对性疾病监测与控制

一、疫苗针对性传染病监测报告

目前浙江省将脊髓灰质炎（简称脊灰）/急性弛缓性麻痹（AFP）病例、麻疹/风疹、乙型脑炎（简称乙脑）、流行性脑脊髓膜炎（简称流脑）、百日咳、水痘等疫苗针对传染病纳入免疫规划管理。社区卫生服务中心和接种单位发现疫苗针对传染病病例或疑似病例、聚集性病例、暴发疫情或突发公共卫生事件相关信息时，按传染病属地管理原则在规定时限内报告。

二、监测病例定义

（1）AFP病例：所有15岁以下出现AFP症状的病例，以及任何年龄临床诊断为脊灰的病例均作为AFP病例。

（2）麻疹/风疹：具备发热、出疹，并伴有咳嗽、卡他性鼻炎、结膜炎、淋巴结肿大、关节炎/关节痛症状之一者；或传染病责任疫情报告人怀疑为麻疹/风疹的病例。

（3）乙脑：蚊虫叮咬季节在乙脑流行地区居住或于发病前25天内曾到过乙脑流行地区，急性起病，表现为发热、头痛、呕吐、嗜睡，且有不同程度的意识障碍症状和体征的病例。

（4）流脑：在流脑流行季节出现发热、头痛、呕吐、脑膜刺激征等症状者，实验室检查末梢血象白细胞总数、中性粒细胞计数明显增加；或脑脊液外观呈浑浊米汤样或脓样，白细胞数明显增高，并以多核细胞增高为主，糖及氯化物明显减少，蛋白含量升高；颅内压增高。

三、主动监测

对AFP、麻疹病例，实行主动监测。社区卫生服务中心每旬至本院的相关科室开展主动监测，查阅门诊日志、出入院记录或病案，做好记录并留存。发现聚集性病例、暴发疫情或突发公共卫生事件时，根据控制疫情的需要，在一定范围内实施主动监测与零病例报告工作。

四、病例调查

发现和接到疫情报告后，社区卫生服务中心/乡（镇）卫生院应按要求及时并配合疾病预防控制机构开展流行病学调查（流脑24小时内完成调查，AFP病例、麻

疹 / 风疹、乙脑在 48 小时内完成调查)、随访（AFP 病例在麻痹发生 60 天后随访，乙脑在病例报告 6 个月后随访)。

五、标本采集与运送

原则上由报告的医疗机构负责采集标本，接种单位协助县级疾病预防控制机构收集和运送标本。

1. AFP 病例

对所有 AFP 病例采集双份粪便标本用于病毒分离。标本的采集要求：在麻痹出现后 14 天内采集；两份标本采集时间至少间隔 24 小时；每份标本重量 ≥ 5 g（约为成人的大拇指末节大小)。

标本采集后在 7 天内送达省级脊灰实验室，冷藏运送。

2. 麻疹 / 风疹

（1）血清标本：对所有疑似麻疹 / 风疹病例采集血清标本。在病例出疹后 28 日内采集静脉血 2~3 mL。出疹后 3 日内采集的血标本检测麻疹、风疹 IgM 抗体均为阴性，且无病原学标本核酸检测结果的，在出疹后 4~28 日采集第 2 份血标本进行检测。血标本置于 2℃ ~8℃保存，冷藏运输，在采集后 3 日内送达县级疾病预防控制中心。

（2）咽拭子病原学标本：在出疹当日至出疹后 5 日采集。把拭子放入有外螺旋盖并装有 2 mL 病毒运输液的冻存管中。采集后 48 小时能送达县级麻疹 / 风疹实验室的，可在 2℃ ~8℃保存，否则于 –70℃保存。无 –70℃保存条件者，可在 –20℃保存并在 1 周内送达。

3. 乙 脑

医疗机构发现乙脑病例或疑似病例时，要采集、保存患者的脑脊液、血液标本。采集标本后，立即报告辖区县级疾病预防控制中心，联系转运标本。

（1）脑脊液：发病 1 周内采集 1~2 mL 脑脊液，进行病毒培养分离、抗体检测和核酸检测。

（2）血液：采集全血 2~4 mL，进行抗体测定、病毒培养分离、核酸检测。在发病 1 周内采集第 1 份急性期血液标本；发病 3~4 周后采集第 2 份恢复期血液标本；若第 1 份血液标本 / 脑脊液标本实验室病原学检测阳性或乙脑特异性抗体 IgM 为阳性，可不采集第 2 份血液标本。

（3）脑脊液、血清标本采集后要求低温（–20℃以下)保存，冷藏运送。

4. 流 脑

医疗机构发现疑似流脑病例时，无论是否使用抗生素治疗，都要尽快采集患者的脑脊液、血液、瘀点（斑)组织液标本，尽可能在使用抗生素治疗前采集标本。采集标本后，立即报告辖区县级疾病预防控制中心，联系转运标本。

（1）脑脊液：采集 1 mL 脑脊液，进行涂片检测、培养分离、抗原检测及核酸检测。

（2）血液：采集全血 4 mL，其中一部分用于分离血清，–20℃保存用于检测抗体，其余全血进行病原培养分离、核酸检测。

（3）瘀点（斑）组织液标本：选择患者皮肤上的新鲜瘀点（斑），消毒后用针头挑破，挤出组织液，涂片镜检。

（4）脑膜炎奈瑟菌比较脆弱，采集标本后，在运送样品或培养物时，应保持样品处于 20℃~36℃。检测抗体的血清标本则应冷藏运送。

六、暴发疫情处置

暴发是指在一个局部地区或集体单位内，短期内突然有显著增多的患者出现，这些患者多有相同的传染源和传播途径。暴发疫情由县级疾病预防控制机构负责现场处置，接种单位协助处置疫情。

1. 核实暴发

（1）核实发生传染病暴发疫情的人数、年龄段、性别、发生时间、职业、临床症状、医疗机构临床实验室检测、疫情区域（或单位）、临床初步诊断等信息。

（2）根据疾控机构要求，进一步对相关信息进行核实。

2. 流行病学调查

（1）协助疾病预防控制机构对已核实的暴发疫情开展流行病学调查。

（2）根据疾病预防控制机构制定的本次疫情病例定义，协助开展病例主动搜索。

（3）协助县级疾病预防控制机构收集、运送各类标本进行血清学或病原学检测。

3. 采取控制措施

（1）根据疫苗针对传染病病例活动范围和其他有关危险因素，查找传染源和传播途径，划定疫区范围，及时发现高危地区和高危人群，并采取相应的控制措施。

（2）应急接种。根据疾病预防控制机构对疫情形势、接种率进行快速评估，确定疫苗应急接种地区、人群范围、疫苗种类，及早采取应急接种措施。

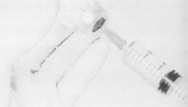

第十章
预防接种案例警示教育

案例1：为何不选择最佳接种部位？

事件经过：

某天上午，一位家长来到某接种门诊，说自己6周龄的孩子接种13价肺炎疫苗后，在左上臂三角肌接种处出现大于5 cm的红肿。家长说："我们看了说明书，13价肺炎疫苗最佳接种部位是大腿前外侧肌肉，你们为什么给我的小孩打在上臂三角肌上，让我的小孩肿得这么厉害，你们医生不负责任。"家长要求中心领导解释并赔偿损失。

问题焦点：

为何不选择最佳接种部位？

处理经过：

（1）告诉家长接种在上臂三角肌处也是可以的。

（2）红肿并不是因为接种在上臂三角肌处而引起的，接种在大腿上也会出现红肿的现象。

（3）接种13价肺炎疫苗后在注射部位发生轻微的疼痛、红晕、肿胀、硬结等均属于疫苗接种后的一般反应，建议家长使用干净的毛巾为孩子热敷，每日数次，每次10~15分钟，有助于消肿、减轻疼痛，同时让孩子多休息，几天后即可恢复正常。

（4）告知家长接种医生都是经考核合格、持证上岗的，这些医生从事预防接种工作数年，有比较丰富的接种工作经验。调查当天接种13价肺炎疫苗的其他儿童并没有出现上述症状。

案例分析：

（1）如今儿童接种疫苗种类较多，上臂过于频繁地接种会使接种后红肿和硬结的发生率大大提高。肌肉注射的疫苗选择大腿前外侧接种是比较合适的。

（2）做好人员培训工作，特别是新上岗人员的培训至关重要。《预防接种工作规范（2023版）》要求：预防接种相关人员均需经过预防接种专业培训，每年至少1次。人员培训应注重实际接种操作，重点关注规范消毒、进针角度、进针深度、接种操作的每个细节和要点。同时经常开展岗位练兵、评比活动，不定期抽查接种医生对疫苗说明书的掌握情况。

案例 2：人员无资质，家属要赔偿

事件经过：

某日，家住某镇的 6 岁儿童陈某外出时被无主犬咬伤，后送往某医院接种了狂犬病疫苗，但时隔 24 天后，陈某因狂犬病发作身亡。该事件发生后，陈某父母多次找到医院要求赔偿，当地政府相关部门也积极出面协调，但都未能达成一致意见。医院认为陈某身亡是由于狂犬病本身所致，医院不存在医疗过错，对此不应赔偿。而陈某父母发现接种狂犬病疫苗的接种人员无执业资质，存在医疗过错，理应予以赔偿。为此，陈某父母将医院告上法庭，索赔死亡赔偿金、精神抚慰金等共计 118 916 元。

问题焦点：

当事人家属以该医院接种狂犬病疫苗人员无资质为由，将医院告上法庭。

处理经过：

法庭受理该案后，迅速对案件展开调查，并多次组织双方当事人进行调解。但因双方分歧大，先后经历了 5 次调解，医院最后补偿死者家属 16 500 元。医院对接种科室负责人及当事人做出相应处罚。

案例分析：

（1）接种人员持执业资质上岗是条"红线"，管理者要有法治意识，特别是基层管理者不要有侥幸心理。

（2）接种门诊工作人员信息上墙公示，接受社会监督，形成自我约束机制。

（3）疾病预防控制中心作为管理部门应不定期进行检查，发现类似问题要通报批评并要求立即整改。

案例 3：重复接种，无人把关

事件经过：

某年 11 月 5 日，一名 3 岁女童在外省老家某接种门诊接种 A+C 流脑多糖疫苗。同月 11 日上午，该母女又按接种证上老家接种门诊预约的日期，持证前往省内某接种门诊接种疫苗。接种完毕后，接种人员发现重复接种了 A+C 流脑多糖疫苗。按免疫程序要求，A+C 流脑多糖疫苗两剂次间隔时间应在 3 年及以上，而该女童两次注射的时间仅间隔 6 天。回家后，该女童当天下午就发烧并伴有剧烈的咳嗽，被急送医院治疗，经诊断为支气管炎。在随后的数月中，女童病情时轻时重，前后就诊数十次，病重时还留院观察。期间，女童母亲数次与接种门诊交涉，均未对赔偿达成一致意见。

问题焦点：

由于接种医生的疏忽，对儿童实施了重复接种。在登记和接种过程中均没有医生发现问题，导致儿童重复接种了疫苗。

处理经过：

女童家长将该医疗单位告到法院，要求该医疗单位赔礼道歉，并赔偿 30 000 元。接受此案后，法院委托某市预防接种调查诊断专家组进行调查诊断，调查诊断结论为：一是女童反复发作的呼吸道感染与重复注射流脑疫苗无直接关系，属偶合可能性较大；二是该医疗单位重复注射流脑疫苗是差错，属管理不善。法院对这起事件作出一审判决，责令该医疗单位补偿女童医药费 1273.99 元、交通费 507 元，并赔偿精神抚慰费 2000 元。该医疗单位接种门诊科长和负责登记、接种的医生受到医院的相应处罚。区疾病预防控制中心将此事在全区通报批评。

案例分析：

（1）登记、接种医生要仔细翻看接种记录，与家长核实基本信息和接种信息，再三确认无误后方可实施接种。尤其要注意查看接种证的最后一页，因为各地的接种证设置不一样，最后一页往往还有接种记录。

（2）如该儿童计划在本地逗留、居住时间较长，则需要在 SaaS 系统中补录该儿童的既往接种记录。

（3）登记、接种医生要切实做好"三查七对一验证"工作，要规范告知、核对所种疫苗的品种、剂量、接种部位、接种程序、接种后的不良反应等。

案例 4：健康询问要仔细，再次确认更重要

事件经过：

某接种门诊预检医生于接种当天询问一位儿童家长"孩子身体好不好"时，家长回答了"好"。于是按流程进行了预检、登记、签署知情同意书、收费等操作，同时，预约了下次接种的时间及疫苗。家长付款后抱着孩子去接种。接种医生核对了儿童的基本信息和所种疫苗后，拆开疫苗的包装开始排气，边操作边询问家长孩子最近有没有感冒等身体不适症状。这时家长说："我孩子昨天开始有感冒症状。"接种医生认为孩子刚刚感冒，不适宜接种，于是责怪家长未说清楚，而家长也认为是接种门诊的医生询问得不够清晰，造成误会。

问题焦点：

预检医生询问不到位，接种前医生未能再三确认孩子身体状况是否适合本次接种。

处理经过：

为避免发生纠纷，接种门诊予以退苗款处理，该支疫苗按有关规定报废。

案例分析：

（1）预检医生询问应更详细。除了问"孩子今天身体好不好"之外，最好能列举一些兼具提示作用的问题，如有没有感冒、拉肚子、过敏等。

（2）接种医生在实施接种操作前应再进一步确认受种者的身体情况，确认可以接种后再实施操作，避免疫苗浪费等现象。

案例5：预约工作不仔细，未再次核对而造成重复接种

事件经过：

8月17日，一名18月龄的幼儿接种首剂麻腮风疫苗。11月29日，由于医生的疏忽对该儿童重复接种了1剂麻腮风疫苗。此后孩子变得暴躁不安，12月12日发生高烧并伴有癫痫，以一般感冒治疗；12月16日连续发生2次癫痫，送某医院住院治疗，检查发现患儿有炎性肠道疾病，伴随淋巴系统异常，扁桃体肿大；12月21日又反复出现39.6℃的高烧，情况严重。

家长在网上搜索资料后认为，高烧、癫痫、淋巴系统异常、炎性肠道疾病等都是麻腮风疫苗可能出现的不良症状，而且发生时间也正好处在疫苗不良反应可能发生的时间段，疑为麻腮风疫苗短期内重复接种造成的伤害。

问题焦点：

接种人员工作不认真，使儿童重复接种了麻腮风疫苗，接种后出现的不良后果是否与本次重复接种有关？

处理经过：

（1）接受家长投诉，承认工作失误，对责任医生做出批评和处罚。

（2）积极配合家长将孩子送医，向家长解释一般疫苗异常反应都发生在短时间内，超过1周出现疫苗的严重异常反应比较少，但不排除这个可能。为明确责任事故，请市疾病预防控制中心的专家前来鉴定，希望家长配合。

（3）市疾病预防控制中心的专家认为，无法确定医院诊断的肠道感染与疫苗有关，故认定目前无法确定是不是麻腮风疫苗造成的疑似预防接种异常反应。

（4）由于接种工作的确出现失误，请示社区卫生服务中心领导和疾病预防控制中心意见后，对于受种者的医疗费用做出人道主义补偿。

（5）患儿住院治疗10天后病情好转，出院。

案例分析：

在日常接种工作中，一定要严格按照程序，预约时务必仔细核对接种证，不可疏忽。接种医生在接种前要再次仔细核对接种证，做到双保险，切不可马虎大意。在预约时尽量同时通过口头和书面告知家长。

案例6：以前三针都没事，这次接种有问题

事件经过：

李某，女性，19月龄，7月3日上午11点，在社区卫生服务中心接种第4针五联疫苗。接种完留观20分钟后孩子无明显不良反应，便提前离开了接种门诊。回

家后家长发现孩子午睡时间较平时长且体温升高，测肛温 38.5℃，于是立即致电接种点询问，工作人员告知家长继续观察，未解释相关原因。下午 4 点，家长带小孩来到接种点，说孩子一直发热，要求予以解释并处理。

问题焦点：

孩子本来好好的，为什么接种了疫苗就发热？为什么以前 3 针接种了都没事，是不是这次的疫苗有问题？

处理经过：

（1）向家长解释：所有疫苗注射后都有一定的概率出现一般反应，如接种部位红肿硬结、食欲缺乏、易哭闹、发热等，这些都是一过性的，不会对孩子的健康产生不良影响。

（2）由于家长测的是肛温，实际体温应在 38℃以下，属于低热。如果家长不放心，可以先采取一些物理降温的方式。如体温超过 39℃，建议及时带孩子去医院就诊，对症治疗。

（3）接种第 4 剂次后孩子出现发热的原因，最主要还是与孩子的免疫系统发育有关系。发热是一种自身免疫系统正常的防御反应，也是疫苗起作用的一个表现。进口五联疫苗减少了针次，也降低了异常反应发生率，但不代表一定没有异常反应。

（4）建议家长仍持续关注孩子的体温。一般 48 小时内会退烧，如果出现进行性的体温升高，要及时就医。

（5）第二天家长打电话回复孩子烧退了，没什么其他问题。

案例分析：

现在每个家庭对孩子都十分宠爱，家长在处理接种反应的问题上缺乏专业的理论知识和实践经验，容易过度紧张。从这个案例可以看出，在"妈妈班"上课时或预约过程中并没有让所有家长都了解接种疫苗可能会出现的一些一般反应，导致出现问题后，家长不知道该怎么办。所以我们应当审视"妈妈班"的培训质量，认识到宣传教育的重要性，同时应加强接种门诊医生的业务培训。其次，严格确保留观时间，不可因快到下班时间就提前结束留观，可婉转地提醒家长下次接种时尽早到门诊。

案例 7：接种前未固定针栓，孩子一动，疫苗全部流出

事件经过：

某接种日，一名 18 月龄的幼儿来接种麻腮风疫苗。在接种的过程中孩子非常害怕，不停地动，家长无法稳稳抱住孩子。当针扎进三角肌下缘时，孩子挣扎得更厉害，结果疫苗还没推进去，针栓脱开，液体全部流出。

问题焦点：

接种过程针栓为何会脱开？疫苗未打进，如何补救？

处理经过：

（1）接种医生急忙道歉，说："是阿姨不好，把你打疼了。"同时，向家长说："对不起。"

（2）跟家长解释疫苗液未进入体内，休息片刻后换另一侧手臂重新为儿童接种。

（3）接种完毕后再次道歉，并详细告知家长接种后注意事项，留科室咨询电话供家长联系。

（4）家长表示理解，没有怪罪于工作人员。

（5）在信息系统中撤销本次接种记录，对漏液疫苗按规范进行报损处理。

（6）重新扫码接种新的麻腮风疫苗，确保疫苗、受种者、电子监管码一一对应。

案例分析：

（1）与家长交流的时候要注意态度与方式，讲话的时候不能太程序化。

（2）接种前需详细告知家长用正确的姿势抱住孩子，防止其乱动。

（3）接种规范的警钟必须时刻长鸣。接种医生在接种前必须再三确认针栓是否拧紧，确认完毕方可接种，以杜绝接种过程中脱针栓现象的发生。

（4）犯错后及时道歉，安抚家长情绪并获取家长的谅解。

（5）如出现类似突发事件，接种人员一定要冷静、规范处理，要正确操作信息系统，规范处置和使用疫苗。

案例 8：疫苗记录位置不同，翻阅不仔细易造成重复接种

事件经过：

事件一：一位从广东省来杭州打工的家长，带着自己的孩子来中心接种疫苗。登记医生翻看了接种证，发现孩子 15 月龄，1 周岁内的免疫规划疫苗都按时接种，本次可以接种自愿自费的水痘疫苗，于是建议家长给孩子接种该疫苗。但家长却十分肯定自己的小孩已经在老家接种过水痘疫苗。经过再三翻看，登记医生发现了问题所在：原来，广东省所用的接种证记录栏分 3 部分，第 1 部分为一类疫苗记录栏，第 2 部分为强化疫苗记录栏，第 3 部分才是二类疫苗记录栏，正好与浙江省接种证的记录栏相反，且广东省的强化疫苗记录栏有 3 页，导致登记医生一开始未发现孩子水痘疫苗的接种记录。

事件二：一位从山东省来杭州打工的家长，带着自己的孩子来中心接种疫苗。登记医生翻看了接种证，发现孩子已满 1 周岁，1 周岁内的疫苗基本已经接种，但唯独少了第 3 针的乙肝疫苗和第 1 针的 A 群流脑疫苗，而 6 月龄前的脊髓灰质炎疫苗、百白破疫苗，8 月龄的麻疹疫苗、乙脑疫苗，甚至第 2 针 A 群流脑疫苗都已接种，家长自己也明确表示孩子一直按时接种，从未漏种。登记医生再次仔细翻看接种证，发现山东省接种证记录栏的常规疫苗接种页有好几页，孩子只有前两页有登记，后面都是空白的接种页，而在常规疫苗接种页后又"藏"着一个外地接种记录栏，后来询问家长得知，原来夫妻俩一个是山东的、一个山西的，孩子 6 月龄的时候去了

趟山西，顺便在山西打了预防针，山西的登记医生发现了这个外地接种记录栏，而且也按要求把接种记录写在了上面，导致本次登记的医生没有及时发现。

问题焦点：

幸好发现及时，这两名儿童最终没有错打预防针，家长也表示理解，但是这两起事件给我们起到了很好的警示作用。如果发现漏种的情况，应多方面考虑未种原因，到底是身体原因还是家长工作繁忙，或者确实接种了疫苗，但登记在了非常规的位置甚至没有登记，一定要再三核实清楚再给予接种。

处理经过：

事件出现后，登记医生态度诚恳，耐心仔细，碰到外地接种证时，能放慢登记的节奏，把之前的接种记录一一输入金苗系统；当发现接种记录与家长口述不一致时，能综合考虑多方面因素、查找原因，最终避免了疫苗重复接种情况的出现。家长非常满意本次接种登记，并对登记医生耐心细致的工作作风给予了表扬。

案例分析：

（1）不管登记医生还是接种医生，拿到一本和平时不一样的接种证时都应该从第一页仔细翻到最后一页，不能按常理盲目推断，不能理所当然地认为"我们的接种证是怎么样的顺序，别人也应该是怎么样的"，一不留神可能铸成大错。

（2）登记医生一定要仔细进行"三查七对"，发现问题要与家长及时沟通。如家长回忆不清，建议其询问原接种点，直到问清楚为止，千万不能因为觉得像或不像这个疫苗的记录，而轻易作出判断。

（3）一旦发现有外地接种证的疫苗记录栏设置与我省明显不一致时，最好在这本接种证记录栏的显眼位置标记出来，以便以后登记、接种的医生能够及时发现。

案例 9：突发急性过敏事件，不急不躁沉着应对

事件经过：

2013年8月某日，有位家长带孩子前来接种疫苗。该儿童出生于2009年2月14日，已经超过了4周岁，当天补种百白破疫苗第4剂。按正常流程预检、登记、接种，留观30分钟后回家。刚到家小孩就咳嗽了几声，当时家长没在意，以为骑电瓶车时小孩被风呛到了。接着该儿童双手掌瘙痒，咳嗽不停。家长发现小孩颜面潮红、连续咳嗽、双手掌发红、指尖略肿胀，立即带小孩到接种门诊咨询。

问题焦点：

突发急性过敏事件说来就来，如何保持冷静、与临床科室紧密联系、有效应对是解决问题的关键。

处理经过：

接种人员一边询问情况一边按响急救铃，急救医生 1 分钟后到达，给予简单的检查后，建议将儿童送往最近的设儿科的三甲医院，接种门诊派人一同乘坐中心急救车护送儿童前往就诊，就诊过程中接种人员向儿科医生讲明情况并安抚家长情绪。医生听诊后发现患儿气道有哮鸣音，诊断为气道痉挛，予开瑞坦口服、雾化吸入 1 次。经对症处理后患儿当即恢复正常，医生嘱咐其下午及第二天再做 3 次雾化巩固治疗。后续回访家长称小孩无任何异常，并且十分感激我们对孩子的关心。

案例分析：

（1）宣传教育必须到位：接种疫苗后需留观 30 分钟。回家后仍需要家长观察孩子，如有不适及时与接种门诊联系。

（2）专人接待口径一致：科室内设有专人负责处理不良反应，做到口径统一，该人员必须业务能力强、遇事沉着冷静、善沟通。

（3）与临床科室保持密切联系：如果遇到接种门诊暂时无法处理的反应，及时与临床科室联系，第一时间做出妥善处置。

（4）事后坦然面对、实事求是，做好解释工作。

（5）做好随访工作：对接种对象进行后续追踪回访。

案例 10：突发意外太慌张，一针扎伤孩子眼睛

事件经过：

一位家长带孩子（大约两三岁）接种疫苗，接种室的接种人员准备好疫苗后，把针筒拿过去准备接种，这时候小孩剧烈挣扎，整个身体及头部左右摇晃，而家长又没有抓稳，一不小心针尖扎到了小孩的眼睛。

问题焦点：

受种者还未固定好正确体位，接种医生怎能盲目进针？

处理经过：

经诊断该儿童眼角膜受损，影响视力，多次去上海就诊未愈。引起医疗纠纷，单位承担巨额赔款，在社会上造成不良影响。涉事接种人员也受到了非常严厉的处分。

案例分析：

（1）接种前必须指导家长让孩子摆好正确的体位，并嘱其牢牢固定该姿势。

（2）接种医生要具有风险意识：实行接种时，接种人员一手消毒接种部位，另一持注射器的手远离受种者并针尖朝内；接种后迅速拔针，将注射器放入安全盒内。如遇到特别不配合的儿童可请其他人员协助固定，必须要在确保安全的情况下才能进行预防接种。

案例 11：医生起身拿疫苗，接种对象换了人

事件经过：

一日上午，一位奶奶带着孙子前来接种，经预检、登记等环节后进入接种室接种。医生规范做好了"三查七对"，准备实施接种，打开接种台冰箱发现疫苗不够，于是起身去冷链室取苗。回来后接种医生抽吸好疫苗，注射前再次询问儿童的姓名时，家长回答不是这个名字，医生立刻停止接种，这时原本的受种对象从门口匆匆赶过来。原来刚才的那位奶奶看到医生起身取苗，就带孙子去上厕所，后面等待的小孩家长看到位置空着就坐了下来。

问题焦点：

接种医生和受种者在接种过程中能否随意离开接种台？

处理经过：

（1）再次核对原先儿童信息后，完成注射。

（2）纠正家长此种行为，告知接种时不得随意离开接种位置。等候接种的家长在等候区，不要进入接种室。

（3）科室内部通报此次事件，强调在接种前要做好所有准备工作，接种医生在操作中不得离开接种台，杜绝此类事件再次发生。

案例分析：

（1）接种开始前应领取足够的疫苗，以备当日接种所需，接种医生不得在接种中途离开接种台。

（2）接种医生同时要向家长做好解释，并告知家长在接种过程中不要随意离开。

（3）在接种的每一个环节都要做好"三查七对"，特别是进针前对儿童姓名和疫苗名称再做一次核对非常必要。核对姓名时应询问"您/您的孩子叫什么名字？"，而不是"您/您的孩子是某某某吗？"。

（4）接种日安排工作人员维护好接种现场的秩序，避免接种台被家长包围，影响接种安全。

（5）建议安排维持秩序的人员定时巡视各接种台的疫苗储备情况，并根据需要做好各接种台疫苗的补给工作。

案例 12：预约有误，沟通不到位，疫苗间隔时间算错

事件经过：

8 月 19 日，一位家长带着孩子来接种门诊接种 A+C 流脑多糖疫苗，预检医生未仔细查看接种记录就答复家长可以接种，登记人员查询接种记录后发现该儿童 3 周岁时 A+C 流脑多糖疫苗接种不及时，导致 6 周岁的第 2 剂 A+C 流脑多糖疫苗不能正常接种。家长对于我们两次不一样的答复非常不满意。

问题焦点：

疫苗接种通知是由卫生保健老师下发的，同一接种门诊不同工作人员说法不一样。

处理经过：

（1）告知家长他的孩子不能像其他小朋友一样在 6 周岁按时接种 A+C 流脑疫苗的原因：前次接种不及时。

（2）在家长时间方便的情况下安排下次接种时间。

（3）规范预检登记流程，家长询问时预检医生需要仔细核对接种信息，不要轻易答复。

（4）再次对在册的幼儿园卫生保健老师进行培训，幼托机构儿童接种时间预约通知应由工作人员筛查核对后再发给卫生保健老师。

（5）加强接种门诊工作人员的业务学习与培训，切实从整体上提高业务水平。

案例分析：

卫生防疫人员是学校、幼托机构预防接种工作的"主角"，卫生保健老师是"配角"，我们不能把所有工作都委托给卫生保健老师，一定要做好监督、指导工作。针对卫生保健老师的管理，我们应该在她们下发接种告知单前核对名单，及时发现错误并予以更正，从源头避免纠纷。

另外，在日常工作中我们一定要有耐心。每个家长对疫苗知识的了解程度、心理需求都不同，特别是在繁忙的时候，家长在等待过程中已产生不满情绪，若在登记时我们没有做好解释工作，会加剧家长的不满，从而引起纠纷。

案例 13：突发急性过敏事件，严格按流程及时处置

事件经过：

9 月 17 日上午 8 点 40 分，一名儿童在接种水痘疫苗后 3 分钟出现发绀、全身发红、烦躁症状，家长报告接种医生后，接诊医生考虑该儿童症状较重，立即带其至抢救室急救。通过吸氧、肌注肾上腺素 0.1 mL、地塞米松 5 mg 10 分钟后，该儿童病情稳定，后经 120 转浙江大学医学院附属儿童医院进一步治疗。下午 11 点 30 分，该儿童治愈出院。

问题焦点：

在接种门诊突发急性过敏事件时，社区卫生服务中心应如何规范、有效地开展急救？

处理经过：

（1）通过及时发现和抢救，该儿童很快治愈出院。事后接种门诊工作人员及时与家长做好沟通和回访工作，家长表示理解。

（2）对剩余 33 支同批次水痘疫苗进行封存，暂停使用，退回区疾病预防控制中心。

案例分析：

（1）接种后留观非常重要，若该儿童接种后马上离开，后果将非常严重。

（2）接种医生对过敏性休克反应的判断不够清晰，在家长报告儿童不适后，接种医生未采取任何措施，而是来到登记台报告科室负责人。

（3）未对儿童进行就地抢救，科室负责人接到报告后查看儿童情况，发现儿童脸色紫红、嘴唇发绀，意识到情况比较严重，就带着儿童和家长到一楼急救室抢救。

（4）在抢救过程中未暂停同批次水痘疫苗的接种，抢救结束后才想起。

（5）对过敏性休克事件的发生存在侥幸心理，虽然接种室里配有抢救设备，但平时演练不够，事件发生时医生因慌张而不知所措。所谓"养兵千日，用在一时"，平时要加强训练，强化医务工作人员的急救反应和处理能力。

（6）抢救过程或抢救完成后未详细记录抢救过程。

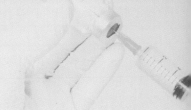

第十一章
预防接种常用英文

第一节 常用疫苗中英文对照表

一、免疫规划疫苗（免费）[immunization program vaccines（free）]

疫苗名称 vaccine	预防疾病 disease prevented
卡介苗 bacillus Calmette-Guérin （BCG） vaccine	粟粒性肺结核和结核性脑膜炎 miliary pulmonary tuberculosis and tuberculous meningitis
脊髓灰质炎灭活疫苗 inactivated poliomyelitis vaccine （IPV）	Ⅰ型、Ⅱ型和Ⅲ型脊髓灰质炎 poliomyelitis caused by type Ⅰ, Ⅱ and Ⅲ polio viruses
麻疹腮腺炎风疹联合疫苗 measles mumps rubella combined live-attenuated vaccine （MMR）	麻疹、流行性腮腺炎、风疹 measles, mumps, rubella
甲型肝炎灭活疫苗 hepatitis A vaccine, inactivated （HepA-I）	甲型肝炎 hepatitis A
乙型脑炎减毒活疫苗 Japanese encephalitis live-attenuated vaccine （JE-L）	乙型脑炎 Japanese encephalitis
乙型肝炎疫苗 hepatitis B vaccine （HepB）	乙型肝炎 hepatitis B
吸附无细胞百日咳白喉破伤风联合疫苗 diphtheria, tetanus, and acellular pertussis combined vaccine （DTaP）	百日咳、白喉、破伤风 pertussis, diphtheria, tetanus
吸附白喉破伤风联合疫苗 tetanus-diphtheria combined vaccine （DT）	白喉、破伤风 diphtheria, tetanus
A群/A群C群脑膜炎球菌多糖疫苗（流脑疫苗） meningococcal a polysaccharide vaccine （MPSV-A）/ meningococcal A&C polysaccharide vaccine （MPSV-AC）	流行性脑脊髓膜炎 meningococcal diseases caused by serogroups A & C
新型冠状病毒疫苗 COVID–19 Vaccine	新型冠状病毒感染 COVID–19 infection

二、非免疫规划疫苗（知情、自费、自愿）

[non-immunity program vaccines (voluntary, at one's own expense)]

疫苗名称 vaccine	预防疾病 disease prevented
甲型肝炎灭活疫苗 hepatitis A vaccine, inactivated（HepA-I）	甲型肝炎 hepatitis A
乙型肝炎疫苗 hepatitis B vaccine（HepB）	乙型肝炎 hepatitis B
戊型肝炎疫苗 hepatitis E vaccine（HepE）	戊型肝炎 hepatitis E
13 价肺炎疫苗 13-valent pneumococcal polysaccharide conjugate vaccine（PCV13）	13 种血清型肺炎球菌感染 13 serotypes of pneumococcal infection
23 价肺炎疫苗 23-valent pneumococcal polysaccharide vaccine（PPV23）	23 种血清型肺炎球菌感染 23 serotypes of pneumococcal infection
A+C 群流脑（结合）疫苗 A&C meningococcal conjugate vaccine(MCV-AC)	A 群、C 群脑膜炎球菌引起的流行性脑脊髓膜炎 group A and group C meningococcal meningitis
ACYW135 群脑膜炎球菌多糖疫苗 group ACYW135 meningococcal polysaccharide vaccine（MPSV-ACYW135）	A、C、Y、W135 群脑膜炎球菌引起的流行性脑脊髓膜炎 A, C, Y and W135 meningococcal meningitis
Hib 疫苗 haemophilus type b conjugate vaccine（Hib）	流感嗜血杆菌感染 haemophilus influenzae infection
无细胞百白破 +IPV+Hib 联合疫苗（五联苗） （acellular, component）, poliomyelitis（inactivated）vaccine and haemophilus influenzae type b conjugate vaccine, adsorbed（DTaP+IPV+Hib）	百日咳、白喉、破伤风、脊髓灰质炎、HIB 感染 pertussis, diphtheria, tetanus, polio, Hib infection
无细胞百白破 +Hib 联合疫苗（四联苗） diphtheria, tetanus, acellular pertussis and haemophilus infuenzae type b conjugate vaccine（DTaP+Hib）	百日咳、白喉、破伤风、HIB 感染 pertussis, diphtheria, tetanus, Hib infection
冻干水痘减毒活疫苗 varicella vaccine（Var）	水痘 chickenpox
重组 B 亚单位 / 菌体霍乱疫苗（肠溶胶囊） recombinant B-subunit /whole cell cholera vaccine（enteric-coated capsule）	霍乱和产毒性大肠杆菌旅行者腹泻 cholera, travelers diarrhea
口服轮状病毒疫苗 oral rotavirus vaccine	轮状病毒腹泻 rotavirus diarrhea
五价口服轮状病毒疫苗 pentavalent oral rotavirus vaccin	血清型 G1、G2、G3、G4、G9 导致的婴幼儿轮状病毒胃肠炎 rotavirus（group 1,2,3,4,9）infection

疫苗名称 vaccine	预防疾病 disease prevented
乙型脑炎灭活疫苗 inactivated Japanese encephalitis vaccine	流行性乙型脑炎 Japanese encephalitis
流感疫苗 influenza vaccine	流行性感冒 influenza
EV71 疫苗 EV71 vaccine	EV71 型手足口病 EV71–caused hand-foot-mouth disease
二价人乳头瘤病毒吸附疫苗 human papillomavirus（types 16, 18）vaccine	16、18 型人类乳头瘤病毒感染 types 16 and 18 human papillomavirus infection
四价人乳头瘤病毒疫苗 human papillomavirus（types 6,11,16, 18）vaccine	6、11、16、18 型人类乳头瘤病毒感染 types 6，11，16 and 18 human papillomavirus infection
九价人乳头瘤病毒（酿酒酵母）疫苗 9–valent human papillomavirus（types 16, 18, 31, 33, 35, 39, 45, 51, 52, 56, 58, 59, 66 and 68）vaccine	16、18、31、33、35、39、45、51、52、56、58、59、66、68 型人类乳头瘤病毒感染 types 16, 18, 31, 33, 35, 39, 45, 51, 52, 56, 58, 59, 66 and 68 human papillomavirus infection
带状疱疹病毒疫苗 herpes zoster vaccine	带状疱疹 herpes zoster

第二节　常用疫苗英文接种告知书

一、成人乙型肝炎疫苗

Hepatitis B vaccination（Adults）

Hepatitis B is a disease of global importance that is caused by hepatitis B virus (HBV). It threatens human health and causes a heavy social and economic burden. There are 93 million HBV carriers out of the 1.3 billion people in China. Hepatitis B is highly contagious. It is 100 times more infectious than HIV. HBV is transmitted through blood, mother-to-child, damaged skin and mucous membrane and sexual contact. If hepatitis B virus for 6 months after infection, it will develop into chronic hepatitis, which can develop into liver cirrhosis and liver cancer. There were about 300, 000 people died of diseases caused by the hepatitis B virus every year in China.

At present, there are no drugs and methods that can cure hepatitis B completely in the world. Hepatitis B vaccine is the most effective way to control the spread of hepatitis B virus. 20 μg hepatitis B vaccine can be provided for teenagers, adults, high risk groups such as health care workers and family members of hepatitis B virus carriers over 16 years old. The vaccination schedule for hepatitis B vaccine is 0, 1, 6 months or 0, 1, 3 months. Person who had less than 3 doses of hepatitis B vaccination should make up to 3 doses. According to the results of current clinical studies, it is recommended to inoculate 1 dose of hepatitis B vaccine for people over 16 years old who have no response to the routine immunity of hepatitis B vaccine. The second dose should be considered for person those whose antibody level has not reached the level of positive conversion, and the interval of two doses should be at least 4 weeks.

Notes:

1. Contraindications: Persons who are allergy to any ingredients of hepatitis B vaccine should not be administrated.

2. Persons with acute severe febrile illness should be postponed.

3. Adverse reactions are rarely occurred. Redness, swelling and pain at the site of injection, fever may occur. These adverse reactions are transient and can recover without any medical treatment.

4. If you/your child have any adverse reactions or uncertainty of the informed content, please contact the vaccination doctor without any hesitation.

5. Please bring your immunization record book and vaccination inform consent when taking the vaccine. Please stay in the vaccination clinic for 30 minutes observation after immunization.

6. For more information, please check the package insert. If there are controversies between the informed consent and the package insert, the package insert will be followed.

7. The vaccination is under the principle of informed consent and voluntary self-payment. Please go to the community health center for vaccination if your child is eligible and willing to take the hepatitis B vaccine.

二、儿童乙型肝炎疫苗

HepB vaccination（Kids）

Hepatitis B is a disease of global importance that is caused by hepatitis B virus (HBV). It threatens human health and causes a heavy social and economic burden. There are 93 million HBV carriers out of the 1.3 billion people in China. HBV carriers are often adversely affected in employment opportunities ,schooling marriage and so on, causing a series of social problems and becoming one of the major public health problems in China. HBV is transmitted through blood, and in the era before hepatitis B vaccine, the virus was transmitted during childbirth from carrier mothers to the newborn infant.

Hepatitis B vaccination can protect people from HBV effectively. Hepatitis B vaccine is a recommended vaccine provided by the National Immunization Program for all children except for those with medical contraindications. Infants become protected with three doses of hepatitis B vaccine. Importantly, the first dose is given in the delivery room at birth, which helps interrupt transmission during childbirth. The second and third doses are given in this Community Health Center. Children are provided 3 doses of hepatitis B vaccine at no charge; adults are provided hepatitis B vaccine at their own expense.

The National Immunization Program provides every child 3 doses of hepatitis B vaccine at no charge to families. There are alternatives to the free hepatitis B vaccine, and parents can choose another hepatitis B vaccine if they desire. We advise adults who have not been vaccinated against hepatitis B, anyone who has received a 3−dose series of hepatitis B vaccine but needs additional doses because the vaccine did not "take", and other individuals at risk of HBV infection to receive hepatitis B vaccine, but at their own expense.

Notes:

1. Contraindications: Severe allergy to the vaccine or any of the components of the vaccine; Acute diseases, severe chronic diseases and fever; Uncontrolled epilepsy and other progressive neurological disorders.

2. Hepatitis B vaccine does not cause serious adverse effects, except for the very rare (less than 1 per million vaccinations) case of severe allergic reaction. The vaccine can cause transient fever or injection site pain, both of which subside within a day.

3. If you/your child have any adverse reactions or uncertainty of the informed content, please contact the vaccination doctor without any hesitation.

4. Please bring your immunization record book and vaccination informed consent when taking the vaccine. Please stay in the vaccination clinic for 30 minutes observation after immunization.

5. For more information, please check the package insert. If there are controversies between the informed consent and the package insert, the package insert will be followed.

三、脊髓灰质炎灭活疫苗

Inactivated Poliomyelitis vaccination

Poliomyelitis (commonly known as polio) is an acute infectious disease caused by polio virus. The incubation period is about 7−10 days after infection. Poliovirus causes fever headache. The most severe clinical manifestation is paralysis (flaccid paralysis). Poliomyelitis vaccine can effectively prevent poliomyelitis.

Notes:

1. Contraindications: Allergy to any components of IPV or antibiotics; Serious chronic diseases.

Precaution: Acute illnesses or fever; immunosuppressive therapy.

2. Transient fever and redness and pain at the injection site can occur following IPV administration generally do not need special treatment, if necessary, symptomatic treatment.

3. For patients with thrombocytopenia or hemorrhagic diseases, intramuscular injection of this vaccine may cause bleeding.

4. In patients receiving immunosuppressive therapy or immunodeficiency, the immune response produced by this vaccine may be weakened. Vaccination should be delayed until the end of treatment or to ensure that it is well protected. This vaccine should be recommended for patients with chronic immune deficiency, even if the underlying disease may cause a limited immune response.

5. If you/your child have any adverse reactions or uncertainty of the informed content, please contact the vaccination doctor without any hesitation.

6. Please bring your immunization record book and vaccination informed consent when taking the vaccine. Please stay in the vaccination clinic for 30 minutes observation after immunization.

7. For more information, please check the package insert. If there are controversies between the informed consent and the package insert, the package insert will be followed.

四、百白破疫苗

DTaP vaccination

Pertussis is an acute respiratory infectious disease of children. Typical symptoms are paroxysmal spasmodic cough, accompanied by an inspiratory "whoop" and vomiting. Diphtheria is an acute respiratory infection caused by diphtheria bacilli. The clinical symptoms are the formation of white pseudomembrane cover on the pharynx, larynx, nose and other places. Diphtheria exotoxin causes systemic poisoning. Tetanus is caused by tetanus bacilli. Tetanus bacilli is widely distributed in nature and exists in the soil and in the intestines of humans and animals. Puncture wounds and unhygienic childbirth allow tetanus bacilli to cause tetanus, which is characterized by muscular rigidity and spasmodic convulsions. The fatality rate of tetanus is high.

DTaP vaccination can effectively prevent the above three diseases. DTaP vaccine is required to be provided by the National Immunization Program. Please go to the community health center to receive this vaccine.

Notes：

1. Contraindications: Severe allergy to any components in the vaccine; severe reactions to a previous dose of DTaP vaccine; uncontrolled epilepsy and progressive neurological disorders; age over 6 years.

2. Precaution: fever; acute illnesses or onset of chronic illnesses.

3. This vaccine is an immunological preparation for children. It is prohibited for children over 6 years old.

4. Transient fever and swelling, redness, and pain at the injection site can occur following DPT vaccine. The injection site may have induration that feels like a small lump under the skin; induration will go away within 1–2 months.

5. If you/your child have any adverse reactions or uncertainty of the informed content, please contact the vaccination doctor without any hesitation.

6. Please bring your immunization record book and vaccination informed consent when taking the vaccine. Please stay in the vaccination clinic for 30 minutes observation after immunization.

7. For more information, please check the package insert. If there are controversies between the informed consent and the package insert, the package insert will be followed.

五、甲型肝炎疫苗

HepA vaccination

Hepatitis A is an acute intestinal infection caused by hepatitis A virus. It is spread through contaminated food or water and person-to-person. Hepatitis A virus exists in all over the world. Children and adults who have not been infected with hepatitis A virus or who have not been vaccinated against hepatitis A are susceptible. Hepatitis A vaccine is highly effective and provides lifelong immunity from hepatitis A infection.

Hepatitis A vaccine is provided by the National Immunization Program for children over 18 months except for those with medical contraindications. Groups at high risk of infection are also required to receive hepatitis A vaccine. There are two types of hepatitis A vaccine: an attenuated live hepatitis A vaccine and an inactivated hepatitis A vaccine; both vaccines are safe and effective. In Zhejiang Province, children born after January 1st, 2009, are eligible for free hepatitis A vaccine. Alternatively, parents can choose to have inactivated hepatitis A vaccine at their own expense. Older children or adults can receive hepatitis A vaccinate at their own expense.

Notes:

1. Contraindications: Allergy to any of the components in the vaccine, fever, hepatitis, active tuberculosis, malignant tumors, primary and secondary immunodeficiency (live vaccine).

2. This vaccine rarely causes severe adverse reactions. The vaccine can cause transient mild fever and injection site pain and redness.

3. If you/your child have any adverse reactions or uncertainty of the informed content, please contact the vaccination doctor without any hesitation.

4. Please bring your immunization record book and vaccination informed consent when taking the vaccine. Please stay in the vaccination clinic for 30 minutes observation after immunization.

5. For more information, please check the package insert. If there are controversies between the informed consent and the package insert, the package insert will be followed.

六、流脑疫苗

Meningococcal vaccination

Neisseriameningitis causes meningitis, blood infections, and other serious bacterial infections. Neisseriameningitisis spread by respiratory droplets. Meningococcal meningitis is most common in winter and spring but can occur at any time. Epidemics happen every 8 to 10 years. Children and adolescents are at greatest risk, but people of any age can be infected. Invasive meningococcal disease has an abrupt onset and can be rapidly fatal. Neisseria meningitis has 12 serological groups. The main pathogenic serum groups are A, B, C, W135, and Y.

In the 1960s, group A Neisseria meningitis was the main pathogenic group in China. Now group C Neisseria meningitis epidemics have appeared in Zhejiang Province. Group A meningococcal polysaccharide vaccine is a required vaccine in Zhejiang province. Combination Men A+C vaccine can prevent epidemic cerebrospinal meningitis caused by group A and C Neisseria meningitis.

Notes:

1. Contraindications: Epilepsy, convulsions, brain disorders and allergy to any of the components in the vaccine; kidney disease, heart disease and active tuberculosis; acute infectious diseases and fever; allergic to tetanus.

2. This vaccine rarely causes severe adverse reactions. The vaccine can cause transient mild fever and injection site pain and redness.

3. If you/your child have any adverse reactions or uncertainty of the informed content, please contact the vaccination doctor without any hesitation.

4. Please bring your immunization record book and vaccination informed consent when taking the vaccine. Please stay in the vaccination clinic for 30 minutes observation after immunization.

5. For more information, please check the package insert. If there are controversies between the informed consent and the package insert, the package insert will be followed.

七、A 群 C 群脑膜炎球菌多糖疫苗、ACYW135 群脑膜炎球菌多糖疫苗

MPSV-AC, MPSV-ACYW135 vaccination

Neisseriameningitis causes meningitis, blood infections, and other serious bacterial infections. Neisseriameningitis is spread by respiratory droplets. Meningococcal meningitis is most common in winter and spring but can occur at any time. Epidemics happen every 8 to 10 years. Children and adolescents are at greatest risk, but people of any age can be infected.

Invasive meningococcal disease has an abrupt onset and can be rapidly fatal. Neisseria meningitis has 12 serological groups. The main pathogenic serum groups are A, B, C, W135, and Y. Group AC meningococcal polysaccharide vaccine (AC meningococcal polysaccharide vaccine) is on the required vaccine list of the National Immunization Program for children over 3 years old.

At present, epidemic meningitis is primarily caused by the A and C groups. Since 2006, clusters of W135 cases had been reported in several provinces, including Zhejiang, Anhui, Fujian and Guangdong provinces. Levels of antibodies against Y and W135 groups have been shown to be lower in healthy people which places them at risk of infection. A broader Neisseria meningitis vaccine—group ACYW135 meningococcal polysaccharide vaccine—is available for adults and children over the age of 2 years. We recommend travelers, people living in high-risk areas, and people at occupational risk (e.g., laboratory workers) receive the group ACYW135 vaccine. We also recommend vaccination of high-risk groups for Y and W135 meningococcal infection outbreaks predicted by the National Health Service and the Centers for Disease Control.

The vaccination is under the principle of informed consent and voluntary self-payment. Please go to the community health center for vaccination if your child is eligible and willing to take the ACYW135 meningococcal polysaccharide vaccine.

Notes:

1. Contraindications: Epilepsy, convulsions, brain disorders and allergy to any of the components in the vaccine; kidney disease, heart disease and active tuberculosis; acute infectious diseases and fever.

2. This vaccine rarely causes severe adverse reactions. The vaccine can cause transient mild fever and injection site pain and redness.

3. If you/your child have any adverse reactions or uncertainty of the informed content, please contact the vaccination doctor without any hesitation.

4. Please bring your immunization record book and vaccination informed consent when taking the vaccine. Please stay in the vaccination clinic for 30 minutes observation after immunization.

5. For more information, please check the package insert. If there are controversies between the informed consent and the package insert, the package insert will be followed.

八、卡介苗

BCG vaccination

Tuberculosis (TB) is a chronic infectious disease caused by mycobacterium tuberculosis, which forms tuberculosis nodules and caseous necrosis foci in various tissues and organs. TB is common globally and has been a hazard to humans for thousands of years. Bacillus Calmette Guerin (BCG) vaccine can protect against severe forms of TB such as miliary tuberculosis and tuberculous encephalopathy.

BCG vaccine is required to be provided by the National Immunization Program for children. BCG is usually given in the hospital. If your child did not receive BCG vaccine, please go to a community health service center listed in the following table in Hangzhou City. If you live in a suburban county, please go to the local community health service center to receive BCG. Children more than 3 months old who have not been given BCG vaccine should have a TB test (PPD, purified protein derivative test) before receiving BCG vaccine.

Notes：

1. Contraindications: Having tuberculosis; acute infectious diseases; nephritis; heart disease; eczema or other skin conditions; immunodeficiency.

2. Precautions: Fever, acute diseases, especially infectious diseases, or onset of chronic diseases.

3. About 2 weeks after vaccination, there may be local redness, swelling and pus formation at the injection site. Keep the injection site clean and prevent secondary infection.

4. If you/your child have any adverse reactions or uncertainty of the informed content, please contact the vaccination doctor without any hesitation.

5. Please bring your immunization record book and vaccination informed consent when taking the vaccine. Please stay in the vaccination clinic for 30 minutes observation after immunization.

6. For more information, please check the package insert. If there are controversies between the informed consent and the package insert, the package insert will be followed.

九、麻疹腮腺炎风疹联合疫苗

MMR vaccination

Measles, mumps, and rubella are all common respiratory infectious diseases. Measles is a highly contagious illness associated with fever, rash, cough, and red eyes; it is caused by the measles virus. Measles can cause pneumonia and neurologic symptoms. Measles can be fatal, usually due to pneumonia. Before the measles vaccine became available, measles caused the most morbidity and mortality of all childhood infectious diseases. Measles occurs throughout the year but has seasonal peaks.

Rubella is caused by the rubella virus. Humans are susceptible to rubella virus unless they have been vaccinated or have already had rubella. Prior to the availability of rubella vaccine, rubella was common in childhood. If women of childbearing age acquire rubella during the first trimester of pregnancy, there is a high likelihood that the baby will have a set of birth defects called congenital rubella syndrome.

Mumps causes swelling of the parotid glands in the neck, and the common complications are encephalitis, orchitis (swelling of the testes in males), ovaritis and pancreatitis.

Measles, mumps, and rubella (MMR) combined vaccine can effectively prevent the above three infectious diseases. MMR vaccine is required to be provided by the National Immunization Program. The vaccination targets are people aged 8 months and 18 months. For individuals who have been vaccinated with the combined measles, mumps, and rubella vaccine, revaccination may serve as a booster.

Notes:

1. Contraindications: Pregnancy; allergy to any components of the vaccine; acute illnesses; severe chronic diseases; the acute phase of chronic diseases and fever; primary and secondary immunodeficiency; or immunocompromised patients undergoing immunosuppressive therapy; encephalopathy, uncontrolled seizures and other progressive neurological diseases.

2. People with a family or individual history of convulsion, epilepsy and allergy should be cautious.

3. Precautions: Individuals who have received gamma globulin or blood transfusions should delay vaccination for at least 3 months. Women of childbearing age should avoid pregnancy for 3 months after receipt of MMR vaccine.

4. Transient fever and rash can occur about 10 days after receipt of MMR vaccine.

5. If you/your child have any adverse reactions or uncertainty of the informed content, please contact the vaccination doctor without any hesitation.

6. Please bring your immunization record book and vaccination informed consent when taking the vaccine. Please stay in the vaccination clinic for 30 minutes observation after immunization.

7. For more information, please check the package insert. If there are controversies between the informed consent and the package insert, the package insert will be followed.

十、乙型脑炎疫苗

JEV vaccination

Japanese encephalitis (JE) is an acute infectious disease that is caused by the Japanese encephalitis virus. JE virus is spread by mosquitoes, can transmit between humans and animals, and can attack the central nervous system of an infected individual. Severe cases have a high fatality rate; survivors of JE can have permanent sequelae.

Japanese encephalitis can be prevented by Japanese encephalitis vaccine (JEV). JEV is a recommended vaccine that is provided by the National Immunization Program for all children except for those with medical contraindications. There are two types of Japanese encephalitis vaccine: a live, attenuated JEV (JE-L) and an inactivated JEV (JE-I). Both vaccines are safe and effective.

JE-L is provided to children by the National Immunization Program at no charge.

JE-I is a non-National Immunization Program vaccine that can be used as an alternate to the JE-L. We recommend using the JE-I during JE epidemic seasons, but this vaccine can be also used at any time of year. The vaccination is under the principle of informed consent and voluntary self-payment.

Notes of JE-L：

1. Contraindications: Fever; acute infectious diseases; allergy to any components of JE vaccine; encephalopathy, uncontrolled epilepsy, and other progressive neurological disorders; immunodeficiency and recent or ongoing immunosuppressive therapy; pregnancy.

2. This vaccine rarely causes severe adverse reactions. The vaccine can cause transient mild fever and injection site pain and redness.

3. If you/your child have any adverse reactions or uncertainty of the informed content, please contact the vaccination doctor without any hesitation.

4. Please bring your immunization record book and vaccination informed consent when taking the vaccine. Please stay in the vaccination clinic for 30 minutes observation after immunization.

5. For more information, please check the package insert. If there are controversies between the informed consent and the package insert, the package insert will be followed.

Notes of JE-I：

1. Contraindications: Acute illnesses and chronic illnesses with an acute flare-up; allergy to any components of JE vaccine; encephalopathy, uncontrolled epilepsy, and other progressive neurological disorders; pregnancy.

2. Precautions: A family history of convulsions; chronic illnesses, history of epilepsy; allergies; receipt of immunoglobulin.

3. The manufacturer's package insert may contain additional restrictions on use of this vaccine. If so, the clinic will follow the additional restrictions.Same as above for other matters.

十一、白破疫苗

DT vaccination

Diphtheria is an acute respiratory infection caused by diphtheria bacilli. The clinical symptoms are fever, pharynx pain, nasal congestion, hoarseness and barking cough.In pharynx, larynx, nose and other parts of the formation of the white pseudomembrane. Diphtheria exotoxin causes systemic poisoning. Tetanus is caused by tetanus bacilli. Tetanus bacilli is widely distributed in nature and exist in the soil and in the intestines of humans and animals. Puncture wounds and unhygienic childbirth allow tetanus bacilli to cause tetanus, which is characterized by muscular rigidity and spasmodic convulsions. The fatality rate of tetanus is high.

DT vaccination can effectively prevent diphtheria and tetanus. DT vaccine is required to be provided by the National Immunization Program for administration to children between 6 and 12 years of age. Please go to the community health center to receive this vaccine.

Notes:

1. Contraindications: Severe allergy to any components in the vaccine; severe reactions to a dose of DPT vaccine; encephalopathy, uncontrolled seizures and other progressive neurological diseases.

2. Precaution: fever; acute illnesses or onset of chronic illnesses.

3. Transient fever and swelling, redness, and pain at the injection site can occur following DT vaccine. The injection site may have induration that feels like a small lump under the skin; induration will go away within 1–2 months.

4. If you/your child have any adverse reactions or uncertainty of the informed content, please contact the vaccination doctor without any hesitation.

5. Please bring your immunization record book and vaccination informed consent when taking the vaccine. Please stay in the vaccination clinic for 30 minutes observation after immunization.

6. For more information, please check the package insert. If there are controversies between the informed consent and the package insert, the package insert will be followed.

十二、13 价肺炎疫苗

13–Valent Pneumococcal Polysaccharide Conjugate vaccination

Pneumococcal disease is caused by streptococcus pneumoniae infection, which spreads through respiratory. Symptoms generally include an abrupt onset of fever and chills or rigors. Other common symptoms include pleuritic chest pain, cough productive of mucopurulent, rusty sputum, dyspnea (shortness of breath), tachypnea (rapid breathing), hypoxia (poor oxygenation), tachycardia (rapid heart rate), malaise, and weakness. Pneumococcal diseases are the leading cause of death in children under 5 years old, and vaccination is the best way to prevent pneumococcal diseases.

Notes：

1. Contraindications: allergy to any components of the vaccine, or the allergic history of diphtheria toxoid.

2. Children with any acute illnesses or severe fever diseases should postpone the vaccination. Patients with thrombocytopenia or with coagulopathy under therapy should be cautious in vaccination

3. 13–valent pneumococcal conjugate vaccine (PCV13) can prevent the S pneumoniae diseases caused by the serotypes of 1、3、4、5、6A、6B、7F、9V、14、18C、19A、

19F and 23F. PCV 13 cannot prevent the invasive disease, pneumonia or otitis media caused by other serotypes or other microorganisms.

4. Local pain, harden, red and swollen that are not limited to the injection site, and lower fever may occur after vaccination. These adverse reactions usually can recover without any medical treatment, and symptomatic supportive treatment can be given if necessary.

5. If you/your child have any adverse reactions or uncertainty of the informed content, please contact the vaccination doctor without any hesitation.

6. Please bring your immunization record book and vaccination informed consent when taking the vaccine. Please stay in the vaccination clinic for 30 minutes observation after immunization.

7. For more information, please check the package insert. If there are controversies between the informed consent and the package insert, the package insert will be followed.

8. The vaccination is under the principle of informed consent and voluntary self-payment. Please go to the community health center for vaccination if your child is eligible and willing to take the PCV 13 vaccine.

十三、23 价肺炎疫苗

23-valent pneumococcal polysaccharide vaccination

Pneumococcus is the most common pathogenic bacteria of pulmonary infection, it can cause pneumococcal pneumonia, meningitis, otitis media, endocarditis and sepsis. According to reports at least 1 million people died of pneumococcal pneumonia each year all over the world. In China, about 2.5 million people suffer from pneumococcal pneumonia each year. WHO recommends susceptible population such as children and the elderly to have pneumococcal vaccination, especially the high-risk population with basic diseases. 23-valent pneumococcal polysaccharide vaccine can effectively prevent diseases caused by pneumococcus, and can be provided for children of more than 2 years old, especially for the old people over 60 years old.

Notes:

1. Contraindications: Persons who are allergy to any ingredients of 23-valent pneumococcal polysaccharide vaccine should not be administrated.

2. Persons with fever, acute infectious diseases or in active phase of chronic disease should be postponed.

3. Patients who need penicillin or other antibiotics to prevent pneumococcal infections should not stop penicillin or other antibiotics prevention after vaccination.

4. The effectiveness will be influenced by the immunosuppressive therapy.

5. Adverse reactions are rarely occurred. Redness, swelling and pain at the site of

injection, fever, headache may occur, and myalgia, joint pain, rash, urticarial are rare.

6. If you/your child have any adverse reactions or uncertainty of the informed content, please contact the vaccination doctor without any hesitation.

7. Please bring your immunization record book and vaccination informed consent when taking the vaccine. Please stay in the vaccination clinic for 30 minutes observation after immunization.

8. For more information, please check the package insert. If there are controversies between the informed consent and the package insert, the package insert will be followed.

9. The vaccination is under the principle of informed consent and voluntary self-payment. Please go to the community health center for vaccination if your child is eligible and willing to take the 23-valent pneumococcal polysaccharide vaccine.

十四、五联疫苗

The DTaP, IPV and Hib combined vaccination

The DTaP, IPV and Hib combined vaccine is the combination of several purified antigens, which can provide the prevention against a variety of diseases and reduce the number of vaccinations. The five major infectious diseases-pertussis, diphtheria, tetanus, poliomyelitis and Haemophilus influenzae type B-infection are the leading causes of death or disability in infants and young children. At present, combined vaccines are available for prevention of the above diseases, including the vaccine containing DTaP, IPV and Hib and the vaccine containing DTaP, Hib, which is less poliomyelitis antigen than the former. Both the DTaP, IPV and Hib combined vaccine and The DTaP, Hib combined vaccine belong to non-National Immunization Program vaccine, and the vaccination are under the principle of informed consent and voluntary self-payment.

Notes of DTaP, IPV and Hib combined vaccine:

1. Subjects: Children aged 2 months or older.

2. Contraindications: allergy to any components of the vaccine, or the allergic history of DTaP vaccine and Hib vaccine.After injecting DtaP vaccine ,Children got encephalopathy in 7 days or progressive encephalopathy. Children with any acute illnesses or fever should postpone the vaccination.

3. Local pain, harden, red and swollen that are not limited to the injection site, and fever, were common adverse reactions. Please contact with the physicians or seek medical treatment if these conditions do occur.

4. For more information, please check the package insert. If there are controversies between the informed consent and the package insert, the package insert will be followed.

5. Please bring your immunization record book and vaccination informed consent when

taking the vaccine. Please stay in the vaccination clinic for 30 minutes observation after immunization.

6. The vaccination is under the principle of informed consent and voluntary self-payment. Please go to the community health center for vaccination if your child is eligible and willing to take the DTaP, IPV and Hib combined vaccine. The vaccination fee is CNY (including the service fee).

Notes of DTaP, Hib combined vaccine：

1. Subjects: Children aged 3 months or older.

2. Contraindications: allergy to any components of the vaccine, or the allergic history of DTaP vaccine and Hib vaccine; uncontrolled epilepsy, encephalopathy, convulsions. Children with any acute illnesses or fever should postpone the vaccination. Patients with thrombocytopenia and any patients with coagulopathy should be cautious in vaccination.

3. Local pain, harden, red and swollen that are not limited to the injection site, and fever, were common adverse reactions. Please contact with the physicians or seek medical treatment if these conditions do occur.

4. For more information, please check the package insert. If there are controversies between the informed consent and the package insert, the package insert will be followed.

5. Please bring your immunization record book and vaccination informed consent when taking the vaccine. Please stay in the vaccination clinic for 30 minutes observation after immunization.

6. The vaccination is under the principle of informed consent and voluntary self-payment. Please go to the community health center for vaccination if your child is eligible and willing to take the DTaP and Hib combined vaccine. The vaccination fee is CNY (including the service fee).

十五、水痘疫苗

Varicella vaccination

Chicken pox is an acute infectious disease caused by the initial infection of varicella zoster virus, and it can be transmitted by contact or droplets with strong infectivity. It occurs frequently in winter and spring, mainly among children, and presents with fever and red maculopapule, herpes, scab rash all over the body in batches. The average number of herpes is 200–300, up to 500. The most common complications are skin infection, viral pneumonia and encephalitis.

After primary infection of varicella zoster virus, the virus will be latent. Herpes zoster will be occurred when the latent virus is activated again. It usually happened in adults, with clusters of painful blisters distributed along peripheral nerve.

Notes:

1. Contraindications: Persons with immunodeficiency, severe diseases (acute or chronic

infection) or allergy to any ingredients of the varicella vaccine or neomycin and pregnant woman should not be administrated. Persons with fever should be postponed.

2. For person who have had immunoglobulin or blood transfusion, vaccination should be delay at least 3 months, because the passive antibody could lead to immune failure.

3. The interval of other live attenuated and this vaccine is at least 1 month. It can be administered simultaneously with measles, rubella and mumps combined live-attenuated vaccine.

4. Adverse reactions are rarely occurred. Mild local reaction, transient fever which will last less than 3 days may occur. Severe fever and rash are rare.

5. Women should avoid pregnancy at least 3 months after vaccination.

6. If you/your child have any adverse reactions or uncertainty of the informed content, please contact the vaccination doctor without any hesitation.

7. For more information, please check the package insert. If there are controversies between the informed consent and the package insert, the package insert will be followed.

8. Please bring your immunization record book and vaccination informed consent when taking the vaccine. Please stay in the vaccination clinic for 30 minutes observation after immunization.

9. The vaccination is under the principle of informed consent and voluntary self-payment. Please go to the community health center for vaccination if your child is eligible and willing to take the vaccine.

十六、口服轮状病毒疫苗

The oral live attenuated rotavirus vaccination

Rotaviruses is one of the leading causes of severe diarrhea in infants and young children throughout the world, which afflicts millions of children and parents. Children infected with rotavirus will develop enteritis, associated with watery nausea, vomiting, diarrhea, stomachache, fever and general malaise, etc. The specific antivirus medicine is not available for rotavirus, and the supporting treatment is used in the clinic practice until now.

The oral live attenuated rotavirus vaccine (ORV) is safe and effective, and it can stimulate the body's immunity against the rotavirus (group A) infection. It can provide about 90% effective against severe diarrhea caused by group A rotavirus after immunization. ORV vaccine is suggested to be provided for Children from 2 months to 3 years old.

Notes:

1. Contraindications: allergy to any components of ORV (include ingredients, gentamicin sulphate, etc.), any acute illnesses or onset of chronic illnesses, immune deficiency or immunosuppressive patients under therapy.

2. Precautions: The family history of convulsions; chronic illness, history of epilepsy; allergies; acute illness or chronic gastric and enteritis diseases.

3. ORV does not cause serious adverse effects usually, except for some slight and transient reaction, such as fever, vomit and diarrhea. These adverse reactions usually can recover without any medical treatment, symptomatic supportive treatment can be given if necessary.

4. The vaccine should be administered 4 weeks or more apart with other live vaccine and 3 months or more after receipt of immunoglobulin in the past.

5. DO NOT take the ORV with boiling water so as to avoid the influence of the effectiveness.

6. This ORV is oral vaccine，please stay in the vaccination clinic for 30 minutes observation after immunization. If you/your child have any adverse reactions or uncertainty of the informed content, please contact the vaccination doctor without any hesitation. Please bring your immunization record book and vaccination informed consent when taking the vaccine.

7. For more information, please check the package insert. If there are controversies between the informed consent and the package insert, the package insert will be followed.

8. The vaccination is under the principle of informed consent and voluntary self-payment. Please go to the community health center for vaccination if your child is eligible and willing to take the ORV.

十七、五价口服轮状病毒疫苗

Pentavalent oral rotavirus vaccination

Rotaviruses is one of the leading causes of severe diarrhea in infants and young children throughout the world, which afflicts millions of children and parents. Children infected with rotavirus will develop enteritis, associated with watery nausea, vomiting, diarrhea, stomachache, fever and general malaise, etc. The specific antivirus medicine is not available for rotavirus, and the supporting treatment is used in the clinic practice until now.

Pentavalent oral rotavirus vaccine (ORV5) is safe and effective, and it can stimulate the body's immunity against the rotavirus (group 1,2,3,4,9) infection. ORV5 vaccine is suggested to be provided for Children from 6 weeks to 32 weeks of age.

Notes:

1. Contraindications: allergy to any components of the vaccine, or the allergic history of ORV5 vaccine; Severe Combine Immune Deficiency (SCID) and the history of intussusception.

2. There are no relevant vaccine safety or protective efficacy data for infants with a history of gastrointestinal dysfunction, including active acute gastrointestinal disease, chronic diarrhea, and growth retardation, as well as infants with a history of congenital abdominal abnormalities and abdominal surgery. Therefore, careful consideration should be given to

vaccinate these infants.

3. Children with any acute illness or fever should postpone the vaccination.

4. ORV5 does not cause serious adverse effects usually, except for some slight and transient reaction, such as fever, vomit, diarrhea and nasopharyngitis. These adverse reactions usually can recover without any medical treatment, symptomatic supportive treatment can be given if necessary.

5.Do not take the ORV5 with boiling water so as to avoid the influence of the effectiveness.

6. Administration cannot provide 100% protection for all recipients.

7. This ORV5 is oral vaccine，please stay in the vaccination clinic for 30 minutes observation after immunization. If you/your child have any adverse reactions or uncertainty of the informed content, please contact the vaccination doctor without any hesitation. Please bring your immunization record book and vaccination informed consent when taking the vaccine.

8. For more information, please check the package insert. If there are controversies between the informed consent and the package insert, the package insert will be followed.

9. The vaccination is under the principle of informed consent and voluntary self-payment. Please go to the community health center for vaccination if your child is eligible and willing to take the ORV5.

十八、EV71 疫苗

Enterovirus 71（EV71）vaccination

Enterovirus type 71 is one of the enterovirus. EV71 infection can cause a wide spectrum of diseases, including hand-foot-and-mouth disease (HFMD), herpangina, and nervous system infection etc. Among them, HFMD is the most common. In China, EV71 was first isolated in 1998. EV71 related HFMD was mainly distributed before 2007, however, EV71 related HFMD outbreaks frequently occurred in China in recent years. From 2008 to 2015, the proportion of EV71, cv-a16 and other enterovirus positive cases in China were 44%, 25% and 31%, respectively. EV71 components in mild, severe, and fatal cases were 40%, 74%, and 93%, respectively. Severe cases and deaths of HFMD cases mainly were infection by EV71, even the pathogen composition is different in different years. HFMD is most likely to occur in young children. Children aged from 6 months to 5 years old is the target subjects of the EV71 vaccine, and it is recommended to complete two doses between the ages of 6 months and 1 year old.

Notes:

1. Contraindications: allergy to any components of the vaccine or any materials used in the preparation process of the vaccine. These include excipient, formaldehyde, and people who are allergic to antibiotics. Patients with fever or acute illness; Serious chronic diseases

and allergic constitution are prohibited.

2. Patients with thrombocytopenia or with coagulopathy can cause the bleeding in intramuscular injection of the vaccine.

3. Patients undergoing immunosuppressive therapy or with immunodeficiency, the immune response may be weakened after vaccination, which should be delayed until the end of treatment. This vaccine is recommended for patients with chronic immunodeficiency, even if the underlying disease may lead to a limited immune response.

4. Patients with uncontrolled epilepsy and other progressive neurological diseases should caution.

5. The vaccine administration and injection of human immunoglobulins should be at least one month apart, so as not to affect the immune effect.

6. This vaccine does not necessarily produce 100% protection like other vaccines

7. Please bring your immunization record book and vaccination informed consent when taking the vaccine. Please stay in the vaccination clinic for 30 minutes observation after immunization.

8. For more information, please check the package insert. If there are controversies between the informed consent and the package insert, the package insert will be followed.

9. The vaccination is under the principle of informed consent and voluntary self-payment. Please go to the community health center for vaccination if your child is eligible and willing to take the EV71 vaccine.

十九、流感疫苗

Influenza vaccination

Influenza is an acute respiratory infection disease caused by influenza virus. It spreads rapidly and involves a wide range of areas, causes great harm and is prone to epidemic. Children, patients with chronic diseases, the elderly, health care workers, pregnant women and other high-risk groups are prone to pneumonia, myocarditis, otitis media and other complications after infection with influenza. The influenza vaccine is used to prevent influenza and is suitable for any healthy person who may become infected with the flu virus. Influenza vaccine is one of the main measures to prevent and control influenza. It can reduce the chance of influenza infection and complications among vaccines. It is recommended to receive the influenza vaccine before the epidemic season every year. The vaccination target is the population over the age of 6 months, and the high-risk group is the priority inoculation target.

Notes:

1. Contraindications: Children who are allergy to any ingredients of the influenza vaccine (egg, excipient) should not be administrated. Children with fever or acute infectious diseases

should be postponed.

2. Adverse reactions are rarely occurred. Redness, swelling and pain at the site of injection, fever, headache, sweating, myalgia, joint pain may occur. These adverse reactions are transient and can recover without any medical treatment.

3. If you/your child have any adverse reactions or uncertainty of the informed content, please contact the vaccination doctor without any hesitation.

4. The influenza vaccine need to be administrated every year due to the frequent antigen shifting of the influenza virus.

5. Please bring your immunization record book and vaccination informed consent when taking the vaccine. Please stay in the vaccination clinic for 30 minutes observation after immunization.

6. For more information, please check the package insert. If there are controversies between the informed consent and the package insert, the package insert will be followed.

7. The vaccination is under the principle of informed consent and voluntary self-payment. Please go to the community health center for vaccination if your child is eligible and willing to take the seasonal influenza vaccine.

二十、霍乱疫苗

Recombinant B-subunit /Whole Cell Cholera Vaccine vaccination

Diarrhea is a common disease in children. More than 50% of severe diarrhea is caused by toxigenic Escherichia coli (ETEC). Researches on children in developing countries shows that ETEC causes about 210 million cases of diarrhea in children each year, resulting in approximately 380,000 deaths. The incidence of diarrhea caused by ETEC is very high in children, and ETEC-induced diarrhea can lead to stunted development in children. Cholera is an acute diarrheal disease caused by Vibrio cholera. It is characterized by watery diarrhea, which rapidly causes dehydration. In severe cases, it can cause hypovolemic shock and acidosis.

Recombinant B-subunit /whole cell cholera vaccine can prevent diarrhea caused by cholera and toxigenic Escherichia coli. It is recommended for children aged 2 years or above and adults at risk of exposure or transmission. Please go to the community health center for vaccination.

Notes:

1. Contraindications: Persons with severe hypertension, disease in heart, liver, kidney, AIDS, active tuberculosis; pregnant woman and infants under 2 years old; allergy to any ingredients of the varicella vaccine should not be administrated.

2. Persons with acute infectious diseases or fever should be postponed.

3. The vaccine does not cause serious adverse effects usually, except for some slight and transient reaction, such as stomachache, urticaria, nausea and diarrhea. These adverse

reactions usually can recover without any medical treatment, symptomatic supportive treatment can be given if necessary.

4. Please bring your immunization record book and vaccination informed consent when taking the vaccine. Please stay in the vaccination clinic for 30 minutes observation after immunization.

5. For more information, please check the package insert. If there are controversies between the informed consent and the package insert, the package insert will be followed.

6. The vaccination is under the principle of informed consent and voluntary self-payment. Please go to the community health center for vaccination if your child is eligible and willing to take the recombinant B-subunit /whole cell cholera vaccine.

二十一、二价人乳头瘤病毒疫苗

The bivalent human papillomavirus vaccination

Human papillomavirus (HPV) infection is the most common viral infection of the reproductive tract and can cause a series of diseases in both men and women, including precancerous lesions and genital warts. The majority of HPV infections are asymptomatic or do not cause diseases, and can recover without any treatment. However, the persistent infection with high-risk HPV genotypes can cause cancer. There are 14 kinds of high-risk HPV, including HPV-16, 18, 31, 33, 35, 39, 45, 51, 52, 56, 58, 59, 66 and 68. Persistent infection of certain carcinogenic HPV genotypes (the most common are type 16 and type 18) in women can lead to precancerous lesions, which can progress to cervical cancer if without medical treatments. Vaccination can prevent the oncogenic genotype HPV infection, thereby preventing the occurrence of diseases such as cervical cancer caused by infection. The vaccine itself can not cause infection or disease as it does not contain the viral DNA.

The bivalent HPV adsorption vaccine can prevent cervical cancer and persistent infection due to the infection of the high-risk HPV-16,18.

Target population: 9–45 years old women.

Vaccination schedule: Three doses scheduled at 0, 1, 6 months separately.

Notes:

1. Individuals who are allergy to any ingredients of the vaccine.

2. Adverse reactions are rarely occurred. Redness, swelling and pain at the site of injection, fever, headache, sweating, myalgia, joint pain may occur. These adverse reactions are transient and can recover without any medical treatment.

3. If you/your child have any adverse reactions or uncertainty of the informed content, please contact the vaccination doctor without any hesitation.

4. Some recipients may have a psychogenic reaction before or after vaccination.

Necessary measurements should be taken to avoid the damage caused by syncope.

5. Latex reaction: The needle cap of the prefilled syringe of this vaccine may contain natural latex, which may cause an allergic reaction in a latex-sensitive individual.

6. Individuals with serious fever should be postponed. Individual with mild infections such as cold can be vaccinated.

7. Administration cannot provide 100% protection for all recipients.

8. The vaccination cannot treat the existing infections, lesions. The vaccination cannot replace the cervical screening or other measures for preventing HPV infection and other sexually transmitted diseases.

9. Please bring your immunization record book and vaccination informed consent when taking the vaccine. Please stay in the vaccination clinic for 30 minutes observation after immunization.

10. For more information, please check the package insert. If there are controversies between the informed consent and the package insert, the package insert will be followed.

11. The vaccination is under the principle of informed consent and voluntary self-payment. Please go to the community health center for vaccination if your child is eligible and willing to take the bivalent human papillomavirus vaccine.

二十二、四价人乳头瘤病毒疫苗

The quadrivalent human papillomavirus vaccination

Human papillomavirus (HPV) infection is the most common viral of the reproductive tract and can cause a series of diseases in both men and women, including precancerous lesions and genital warts. The vast majority of HPV infections are asymptomatic or do not cause diseases, and can recover without any treatment. However, the persistent infection with high-risk HPV genotypes can cause cancer. There are 14 kinds of high-risk HPV, including HPV-16, 18, 31, 33, 35, 39, 45, 51, 52, 56, 58, 59, 66 and 68. Persistent infection of certain carcinogenic HPV genotypes (the most common are type 16 and type 18) in women can lead to precancerous lesions, which can progress to cervical cancer if without medical treatments. Low-risk HPV (HPV-6, HPV-11) can cause anal and genital warts. The quadrivalent HPV vaccine can prevent the infection of the HPV-6,11,16,18 among female and the cervical cancer due to the persistent infection. The vaccine itself can not cause infection or disease as it does not contain the viral DNA.

Target population: 20-45 years old women.

Vaccination schedule: Three doses scheduled at 0, 2, 6 months separately.

Notes：

1. Contraindications: individuals who are allergy to any ingredients of the vaccine. Recipients who had serious adverse reactions after the previous dose, the left dose should be

contradicted.

2. Adverse reactions are rarely occurred. Redness, swelling and pain at the site of injection, fever, headache, sweating, myalgia, joint pain may occur. These adverse reactions are transient and can recover without any medical treatment.

3. If you/your child have any adverse reactions or uncertainty of the informed content, please contact the vaccination doctor without any hesitation.

4. Some recipients may have a psychogenic reaction before or after vaccination. Necessary measurements should be taken to avoid the damage caused by syncope.

5. Some recipients may experience severe pain (such as muscle pain, joint pain and skin pain), numbness, weakness that are not limited to the injection site and last for a long time. Please contact with the physicians or seek medical treatment if these conditions do occur.

6. Latex reaction: The needle cap of the prefilled syringe of this vaccine may contain natural latex, which may cause an allergic reaction in a latex-sensitive individual.

7. Individuals with serious fever should be postponed.

8. Administration cannot provide 100% protection for all recipients.

9. The vaccination cannot treat the existing infections, lesions. The vaccination cannot replace the cervical screening or other measures for preventing HPV infection and other sexually transmitted diseases.

10. Please bring your immunization record book and vaccination informed consent when taking the vaccine. Please stay in the vaccination clinic for 30 minutes observation after immunization.

11. For more information, please check the package insert. If there are controversies between the informed consent and the package insert, the package insert will be followed.

12. The vaccination is under the principle of informed consent and voluntary self-payment. Please go to the community health center for vaccination if your child is eligible and willing to take the quadrivalent human papillomavirus vaccine.

二十三、九价人乳头瘤病毒疫苗

The 9-valent human papillomavirus vaccination

Human papillomavirus (HPV) infection is the most common viral of the reproductive tract and can cause a series of diseases in both men and women, including precancerous lesions and genital warts. The vast majority of infections are asymptomatic or do not cause diseases, and can recover without any treatment. However, the persistent infection with high-risk HPV genotypes can cause cancer. There are 14 kinds of high-risk HPV, including HPV-16, 18, 31, 33, 35, 39, 45, 51, 52, 56, 58, 59, 66 and 68. Persistent infection of certain carcinogenic HPV genotypes (the most common are type 16 and type 18) in women can lead to precancerous lesions, which leads to cervical cancer if without medical treatments. The 9-valent HPV vaccine can prevent the infection of the HPV-6,11,16,18,31,33,45,52,58. It can prevent cervical cancer and persistent infection due to the infection of the high-risk HPV types. The vaccine itself can not cause infection or disease as it does not contain the viral DNA.

Target population: 16-26 years old women.

Vaccination schedule: Three doses scheduled at 0, 2, 6 months separately.

Notes:

1. Contraindications: Individuals who are allergy to any ingredients of the vaccine. Recipients who had serious adverse reactions after the previous dose, the left dose should be contradicted.

2. Adverse reactions are rarely occurred. Redness, swelling and pain at the site of injection, fever, headache, sweating, myalgia, joint pain may occur. These adverse reactions are transient and can recover without any medical treatment.

3. If you/your child have any adverse reactions or uncertainty of the informed content, please contact the vaccination doctor without any hesitation.

4. Some recipients may have a psychogenic reaction before or after vaccination. Necessary measurements should be taken to avoid the damage caused by syncope.

5. Patients with thrombocytopenia and any patients with coagulopathy should be cautious in vaccination as they may cause bleeding after vaccination.

6. Individuals with serious fever should be postponed.

7. Administration cannot provide 100% protection for all recipients.

8. The vaccination cannot treat the existing infections, lesions. The vaccination cannot replace the cervical screening or other measures for preventing HPV infection and other sexually transmitted diseases.

9. Please bring your immunization record book and vaccination informed consent when taking the vaccine. Please stay in the vaccination clinic for 30 minutes observation after immunization.

10. At present, the 9-valent HPV vaccine is originally supplied to other countries or regions, and it contains the package insert designed for oversea countries. The vaccine has been qualified by the National Medical Products Administration of China. Please follow the package insert written in Chinese.

11. For more information, please check the package insert. If there are controversies between the informed consent and the package insert, the package insert will be followed.

12. The vaccination is under the principle of informed consent and voluntary self-payment. Please go to the community health center for vaccination if your child is eligible and willing to take the 9-valent human papillomavirus vaccine.

第三节 预防接种常用单词查询表（按首字母排列）

13-valent pneumococcal polysaccharide conjugate vaccine（PCV13） 13 价肺炎疫苗

23-valent pneumococcal polysaccharide vaccine（PPV 23） 23 价肺炎疫苗

A

abdominal pain　腹痛

abdominal tuberculosis　腹腔结核

abnormal　异常

abnormal liver function　肝功能异常

above　上面

absolutely　绝对地

active immunization　主动免疫

active tuberculosis　活动性结核

acute　急性

acute attack stage　急性发作期

acute flaccid paralysis　急性弛缓性麻痹

acute polymyositis　急性多发性肌炎

acute radicular myelitis　急性神经根脊髓炎

address　地址

adsorbent acellular DPT vaccine　吸附无细胞百白破疫苗

adsorbent diphtheria tetanus combined vaccine　吸附白喉破伤风联合疫苗

adverse event after immunization(AEFI)　疑似预防接种异常反应

advice　建议

age　年龄

agree　同意

AIDS　获得性免疫缺陷综合征（艾滋病）

allergy　过敏

allergic constitution　过敏性体质

allergy history　过敏史

amygdalitis/tonsillitis　扁桃体炎

anaphylactic shock　过敏性休克

anaphylatic purpura nephritis　紫癜性肾炎

anatoxin　类毒素

anterolateral thigh　大腿前外侧

antibiotic　抗生素

antibody　抗体

antigen　抗原

antitoxin　抗毒素

antiviral therapy　抗病毒治疗

asthma　气喘、哮喘

atrial septal defect　房间隔缺损

at one's own expense　自费

B

bacillus Calmette-Guérin(BCG) vaccine　卡介苗

bacteria　细菌

bacterial dysentery　细菌性痢疾

biliary tract diseases　胆道疾病

birthmark　胎记

bivalent oral live, attenuated poliomyelitis vaccine（bOPV）　脊髓灰质炎减毒活疫苗

bone marrow transplantation　骨髓移植

booster immunization　加强免疫

bordetella pertussis　百日咳杆菌

botulism　肉毒中毒

brachial plexus neuritis　臂丛神经炎

brain disease　脑部疾病

brain dysplasia　脑发育不良

brain glioma　脑部胶质瘤

broad bean disease　蚕豆病

bronchitis　支气管炎

bullous erythema　大疱型多型红斑

C

cellulitis　蜂窝织炎

cerebral edema　脑水肿

cerebral palsy　脑瘫

charge　收费

check 核对、检查

check the perianal 检查肛周

chest pain 胸痛

chest tightness 胸闷

chicken pox 水痘

child healthcare department 儿童保健科

children play area 儿童娱乐区

cholera 霍乱

chronic 慢性的

coagulopathy 凝血障碍

cold chain 冷链

cold chain monitoring 冷链监测

cold storage 冷库

combined vaccine 联合疫苗

common cold 普通感冒

congenital adrenal hyperplasia 先天性肾上腺皮质增生症

congenital cyanosis 先天性发绀

congenital heart disease 先天性心脏病

contact number 联系电话

contraindication 禁忌证

control 控制

constipation 便秘

corynebacterium diphtheria 白喉杆菌

cretinism 克汀病

cri du chat syndrome 猫叫综合征

cough 咳嗽

COVID-19 vaccine 新冠疫苗

coxsackie virus 柯萨奇病毒

D

deafness gene carrying 耳聋基因携带

defense 防御

diagnosis 诊断

diarrhea 腹泻

diet 饮食

diphtheria 白喉

diphtheria, tetanus, acellular pertussis and haemophilus infuenzae type b conjugate vaccine (DTaP+Hib) 无细胞百白破 +Hib 联合疫苗

（四联苗）

diphtheria, tetanus, acellular pertussis+ inactivated polio and haemophilus infuenzae type b conjugate vaccine (DTaP+IPV+Hib) 无细胞百白破 +IPV+Hib 联合疫苗 (五联苗)

dizzy 眩晕

doctor 医生

dose 剂次、剂量

dry cough 干咳

E

ear infection 耳部感染

eczema 湿疹

effect 效果

egg 鸡蛋

electroencephalogram 脑电图

elevated muscle tone 肌张力升高

encephalomyelitis 脑脊髓炎

enlargement of adenoids 腺样体肿大

enteritis 肠炎

enterovirus 肠道病毒

epidemic cerebrospinal meningitis 流行性脑脊髓膜炎

epilepsy 癫痫

EV71 vaccine (diploid) EV71 疫苗（二倍体）

exanthema subitum 幼儿急疹

exclude 排除

expectoration 咳痰

F

faint 晕厥

family history 家族史

febrile convulsion 热性惊厥

fee 费用

fever 发热

first aid area 急救区

first class vaccines 第一类疫苗

follow-up 随访

food 食物

forbid 禁止

fracture 骨折

free 免费

freezer 低温冰柜

frequently 频繁

fungus 真菌

G

generally 一般地

glomerulonephritis 肾小球肾炎

go to the hospital 就诊

group ACYW135 meningococcal polysaccharide vaccine (MPSV ACYW135) ACYW135 群脑膜炎球菌多糖疫苗

Guillain-Barré syndrome 吉兰－巴雷综合征

H

haemophilus influenzae type B b 型流感嗜血杆菌

hand-foot-mouth disease 手足口病

headache 头痛

head hematoma 头部血肿

health situation 健康状况

hearing impairment 听力障碍

heart disease 心脏疾病

heart dysfunction 心功能障碍

hemangioma 血管瘤

hematologic diseases 血液疾病

hematuria 血尿

hemophilia 血友病

hepatitis A live, attenuated vaccine（HAV） 甲型肝炎减毒活疫苗

hepatitis A virus (HAV) 甲型肝炎病毒

hepatitis B surface antigen positive 乙肝病毒表面抗原阳性

hepatitis B vaccine 乙型肝炎疫苗

hepatitis B virus（HBV） 乙型肝炎病毒

hepatitis E 戊型肝炎

hepatitis E vaccine 戊型肝炎疫苗

hepatitis E virus 戊型肝炎病毒

herpangina 疱疹性咽峡炎

herpes 疱疹

herpes zoster virus 带状疱疹病毒

history of present illness 现病史

hormone 激素

hospital 医院

human papilloma virus vaccine 人乳头瘤病毒

hydronephrosis 肾积水

hydrophobia 恐水

hyperthyroidism 甲状腺功能亢进

hypocalcemia 低钙血症

hypokalemia 低钾血症

hypothyroidism 甲状腺功能减退

hysteria 癔症

I

icterus 黄疸

icterus index 黄疸指数

illness 疾病

immune system 免疫系统

immunity hyperfunction 免疫亢进

immunization program 免疫规划

immunization schedule 免疫程序

immunocompromised 免疫功能低下

immunologic defect 免疫功能缺陷

immunosuppression 免疫抑制

important 重要的

inactivated Japanese encephalitis vaccine 乙型脑炎灭活疫苗

inactivated poliomyelitis vaccine（IPV） 脊髓灰质炎灭活疫苗

inactivated vaccine 灭活疫苗

infectious diseases 感染性疾病

inflammation 炎症

influenza 流行性感冒

influenza vaccine (adult type) 流感疫苗(成人型)

influenza vaccine (child type) 流感疫苗(儿童型)

influenza virus 流行性感冒病毒

information system 信息系统

informed 知情

innutrition 营养不良

inoculate gamma globulin 接种丙种球蛋白

inoculate site 接种部位

intensive immunization 强化免疫

interventricular septal defect 室间隔缺损

intestinal infectious diseases 肠道传染病

intestinal obstruction 肠梗阻

intradermal injection 皮内注射

intramuscular injection 肌肉注射

J

Japanese encephalitis 乙型脑炎

Japanese encephalitis live-attenuated vaccine (JEV) 乙脑减毒活疫苗

Japanese encephalitis virus 乙型脑炎病毒

K

Kawasaki disease 川崎病

kidney disease 肾脏疾病

L

lactating women 哺乳期女性

lactation area 哺乳区

lactose intolerance 乳糖不耐受

laryngeal edema 喉头水肿

live attenuated vaccine 减毒活疫苗

liver diseases 肝脏疾病

low birth weight infant 低体重出生儿

low brain volume 脑容量少

low thyroid function 甲状腺功能偏低

lymphatic inflammation 淋巴管炎

M

make an appointment 预约

measles 麻疹

measles, mumps, and rubella combined live, attenuated vaccine （MMR） 麻疹腮腺炎风疹联合疫苗

measles virus 麻疹病毒

measures 措施

measuring body temperature 测量体温

medicine 药物

meningitis 脑膜炎

meningococcal A polysaccharide vaccine (MPSV-

A) A 群脑膜炎球菌多糖疫苗

mild pulmonary regurgitation 肺动脉轻度反流

miliary tuberculosis 粟粒性肺结核

minimal brain dysfunction 多动症

mononeuritis 单神经炎

mosquito borne disease 蚊媒传染病

mumps 腮腺炎

mumps virus 腮腺炎病毒

myelitis 脊髓炎

N

nausea 恶心

nasosinusitis 鼻窦炎

needle stab 针刺伤

neisseria meningitidis 脑膜炎奈瑟菌

nephritis 肾炎

nephrotic syndrome 肾病综合征

nerve root inflammation 神经根炎

nervous system diseases 神经系统疾病

no vaccination 禁止接种

normal 正常的

nursing 护理

O

observation area 留观区

occasionally 偶尔

onset stage 发病期

oral 口服的

oral cholera vaccine 口服霍乱菌苗

oral rotavirus vaccine 口服轮状病毒活疫苗

organ 器官

osteomyelitis 骨髓炎

P

passive immunity 被动免疫

past history 既往史

patent ductus 导管未闭

patent ductus arteriosus 动脉导管未闭

patent foramen ovale 卵圆孔未闭

pathologic jaundice 病理性黄疸

perianal abscess 肛周脓肿

pericarditis 心包炎

periodic paralysis 周期性瘫痪

pertussis 百日咳

phenylketonuria（PKU） 苯丙酮尿症

physiologic jaundice 生理性黄疸

pneumococcus 肺炎球菌

pneumonia 肺炎

poliomyelitis 脊髓灰质炎

poliovirus 脊髓灰质炎病毒

polyneuritis 多发神经炎

polysaccharide vaccine 多糖疫苗

pre-check desk 预检台

pregnant women 妊娠期女性

prevent 预防

pulmonary arterial hypertension 肺动脉高压

pustule 脓包

put off vaccination 暂缓接种

pyemia 脓毒血症

Q

quadriplegia, paraplegia and paralysis 四肢瘫、截瘫和单瘫

quality 质量

R

rabies 狂犬病

rabies vaccine 狂犬病疫苗

rash 皮疹

reason 原因

recombinant vaccine 重组疫苗

recovery 康复、痊愈

recovery period 恢复期

reduce 减少

refrigerator 普通冰箱

registration desk 登记台

renal hypoplasia 肾发育不良

respiratory diseases 呼吸系统疾病

rest 休息

rhinorrhea 流鼻涕

right 右边的

risk 风险

rotavirus 轮状病毒

rotavirus infectious diarrhea 轮状病毒感染性腹泻

routine blood test 血常规

routine immunization 基础免疫

rubella 风疹

rubella virus 风疹病毒

rubra 痱子

S

saturday 星期六

safe 安全

scarlatiniform rash 猩红热样皮疹

scarlet fever 猩红热

second class vaccines 第二类疫苗

separation of the renal collecting system 肾集合系统分离

septicemia 败血症

sequelae period 后遗症期

severe 严重的，剧烈的

show 显示

shrimp 虾

simplification 单纯性

signature confirm 签字确认

site 局部

skin 皮肤

sleep 睡眠

sore throat 喉咙痛

special 特殊

special constitution 特殊体质

spread 传播

stable 稳定的

start month age 起始月龄

sterile abscess 无菌性脓肿

stool routine 粪便常规

stop taking the drugs 停药

storage 储存

stunting 发育迟缓

subcutaneous injection　皮下注射

subependymal cyst　室管膜下囊肿

subunit vaccine　亚单位疫苗

suggest vaccination　建议接种

suppurative tonsillitis　化脓性扁桃体炎

sunday　星期日

symptom　症状

synthetic peptide vaccine　合成肽疫苗

syphilis　梅毒

systemic disseminated BCG infection　全身播散性卡介苗感染

T

take-a-number system　叫号系统

temperature　温度

tetanus　破伤风

tetanus anaerobic clostridium difficile　破伤风厌氧芽孢梭菌

tetralogy of Fallot (TOF)　法洛四联症

thrombocytopenia　血小板减少症

thrombocytopenic purpura　血小板减少性紫癜

thrush　鹅口疮

thursday　星期四

tic disorder　抽动症

totally　完全

toxemia　毒血症

transient limb paralysis　短暂性肢体麻痹

transport　运输

transverse myelitis　横贯性脊髓炎

traumatic neuritis　外伤性神经炎

treatment　治疗

tricuspid valve mild reflux　三尖瓣轻度反流

trisomy 18 syndrome　18 三体综合征

trisomy 21 syndrome　21 三体综合征

tympanitis　中耳炎

type　型别

type I diabetes mellitus　1 型糖尿病

tubercle bacillus　结核分枝杆菌

tuberculin test　结核菌素试验

tuberculosis　结核病

tuberculosis of liver and spleen　肝脾结核

tuberculosis of systemic lymph nodes　全身淋巴结结核

tuberculous meningitis　结核性脑膜炎

twitch　抽搐

U

ultrasonocardiography　超声心动图

umbilical cord not shed　脐带未脱落

umbilical hernia　脐疝

under　下面

upper arm deltoid　上臂三角肌

urinalysis　尿常规

urticaria　荨麻疹

V

vaccination　预防接种

vaccination certificate　预防接种证

vaccination clinic　预防接种门诊

vaccination date　接种日期

vaccination desk　接种台

vaccination history　预防接种史

vaccination interval　接种间隔

vaccination notification　接种告知单

vaccination record　接种记录

vaccination routine　接种途径

vaccine　疫苗

varicella vaccine (Var)　水痘减毒活疫苗

vascular edema　血管性水肿

vibrio cholerae　霍乱弧菌

virus　病毒

voluntarily　自愿地

vomit　呕吐

W

weak　虚弱、乏力

weight　体重

whole body　全身

whooping cough syndrome　百日咳综合征

Y

yellow fever　黄热病

Z

zoster　带状疱疹